Thomas Künne
Dr. med. Patricia Nischwitz

STIMMGABEL-THERAPIE

Heilsames Wissen und praktische Anwendungen

Mit einem Vorwort von Dr. Ruediger Dahlke

Haben Sie Fragen an den Mankau Verlag?
Anregungen zum Buch?
Erfahrungen, die Sie mit anderen teilen möchten?

Besuchen Sie unsere sozialen Netzwerke:
www.mankau-verlag.de/forum

Internetplattform zur Phonophorese mit Blog,
Tipps und weiteren Informationen:
www.stimmgabeltherapie.de

mankau

Bibliografische Information der Deutschen Nationalbibliothek
Die Deutsche Nationalbibliothek verzeichnet diese Publikation in der Deutschen Nationalbibliografie; detaillierte bibliografische Daten sind im Internet über http://dnb.d-nb.de abrufbar.

Thomas Künne / Dr. med. Patricia Nischwitz
Stimmgabeltherapie
Heilsames Wissen und praktische Anwendungen
Mit einem Vorwort von Dr. Ruediger Dahlke

6. Aufl. 2025 (1 2 3 4 5 · 2015 2019 2022 2024 2025)
ISBN 978-3-86374-743-5

Mankau Verlag GmbH
Pfarrgasse 1
D-82497 Unterammergau
kontakt@mankau-verlag.de
Im Netz: www.mankau-verlag.de
Soziale Netzwerke: www.mankau-verlag.de/forum

Lektorat: Diana Napolitano, Augsburg;
Barbara Böhm, Mankau Verlag GmbH
Endkorrektorat: Susanne Langer-Joffroy M. A., Germering
Umschlag: Andrea Barth, Guter Punkt GmbH & Co. KG, München
Layout Innenteil: Sebastian Herzig, Mankau Verlag GmbH
Illustrationen: colourbox.de (22/23, 30/31, 52/53, 136/137, 188/189);
Thomas Pelletier, Saarbrücken (26, 34, 38-49)
Energ. Beratung: Gerhard Albustin, Raum & Form, Winhöring
Druck: Druckerei C. H. Beck, Nördlingen

MIX
Papier | Fördert gute Waldnutzung
FSC® C019821
FSC www.fsc.org

Inhaltsverzeichnis

Vorwort zur 1. Auflage

Als ich Thomas Künne vor vielen Jahren das erste Mal auf einer Nordland-Kreuzfahrt auf Island bewusst begegnete, erfreute er eine kleine Gruppe mit seinen Sofortbildaufnahmen. Die Welt war noch in Ordnung, Island reich und keine Geld- oder Wirtschaftskrise in Sicht, wir lagerten am Goðafoss, dem Wasserfall der Götter. Mich erstaunte die Qualität seiner schnellen Schnappschüsse, die oft die Situation einfingen, weil sie den Punkt trafen. So wunderte es mich nicht, beim Essen in der Gruppe zu erfahren, er sei eigentlich Künstler und insbesondere Musiker, jetzt aber Manager bei Polaroid. Da dachte ich: Der macht das richtig, lebt sein Hobby, die Kunst, in der Freizeit und kann es sich leisten, Bilder zu verschenken, statt sie mühsam zu verkaufen. Obendrein verbindet er dabei noch seine Arbeit mit dem Hobby und das zugunsten seiner Firma, die ihm die vielen Filme sicher schenkt, ist er doch als ihr Manager zugleich ihr bester Werbeträger. Tatsächlich war man auf der Maxim Gorki, dem gemeinsamen Boot, in dem wir für zwei Wochen saßen, gern an seiner Seite und auf seinen Bildern. Da war einfach Musik drin. Und ich dachte mir, solche Leute bräuchte es mehr – auf unseren Reisen und Seminaren und überhaupt auf der Welt. Menschen, die Freude an ihrem Leben haben und was immer sie machen, mit Rhythmus und guter Stimmung verbinden.

So fing ich also an, ihn zu mögen, und konnte mir deshalb nicht verkneifen, ihm zu sagen, wie gut ich seine Polaroids fände, aber auch meine Befürchtung, damit auf einem sinkenden Schiff zu sitzen. Es war die Zeit, wo schon viele ein

Handy hatten und die ersten dieser Dinger anfingen, Sofortbilder zu machen. Das würde absehbar den Polaroid-Markt ruinieren. So tat ich etwas, was ich nur sehr selten mache, ich riet ihm, die Pferde zu wechseln, solange seins noch lief, also bald. Erstaunt war ich über seine diesbezügliche Offenheit – und viel später dann über seinen Entschluss, freiberuflicher Seminarleiter zu werden. Obwohl ich meine diesbezügliche Arbeit liebe, empfehle ich sie nie direkt zur Nachahmung, aber bei Thomas Künne war mir nicht bange. Dann erlebte ich, wie er meine Seminarwochen zum Erlernen der Schicksalsgesetze und Lebensprinzipien in Rekordzeit absolvierte, weil er es in eigenartiger Reihenfolge tat, gerade so, wie sie kamen. Er fing irgendwo in der Mitte an, ging bis zum Schluss mit und fing wieder vorn an. Er war der Erste, dem ich das damals erlaubte, und da es so gut klappte, durften es anschließend alle. Als er seine Abschlussarbeit einreichte, die damals bei uns noch notwendig war, fand ich sie so gut, dass ich ihm anbot, sie – etwas ausgebaut – bei meinem Verlag unterzubringen und ihm ein Vorwort dafür zu schreiben. Das war das Erste von vielen Vorworten meinerseits und Büchern seinerseits. Noch heute meldet er sich ab und zu mit dem Slogan „Nach dem Vorwort ist vor dem Vorwort" und lädt ein, ein weiteres seiner Buchkinder sozusagen zu taufen und ihm mit auf die Welt zu helfen.

Inzwischen steht Thomas Künne schon längst auf eigenen Füßen, hat seinen Verlag gefunden, und wir treffen uns öfter auf Kongressen, wo wir beide referieren. Ich freue mich immer, ihn zu sehen.

Warum hat sein Um- und Einstieg in die Welt spiritueller Seminartätigkeit so gut geklappt? Er ist schlichtweg meinem einfachen Rat gefolgt und hat die Basis der Schicksalsgesetze und Lebensprinzipien sehr gut gelernt. Dann hat er nicht einfach meine Themen kopiert, sondern ist seinem eigenen Weg gefolgt und hat seine speziellen musischen Fähigkeiten eingebracht. So sind eine wundervolle und erfolgreiche Synthese und etwas wirklich Neues entstanden.

Seit dem Erscheinen seines ersten Buches 2005 zur Phonophorese hat er ein noch immer wachsendes Feld der Stimmgabeltherapie aufgebaut – mit Seminarteilnehmern aus ganz Europa. Von ihm ausgebildete „SchwingungstherapeutInnen" tragen diese Arbeit bereits weiter in ihre eigenen (Be-)Reiche und Länder.

Und er hat als Co-Autorin die Fachärztin für Allgemeinmedizin und ausgewiesene Spezialistin für chinesische Medizin, Dr. med. Patricia Nischwitz, gefunden. Dadurch wurde die Kombination von Stimmgabeltherapie und chinesischer Meridianlehre möglich, und es entstand eine neue sanfte Heilmethode, sozusagen die sinnlich-venusisch beschwingte Schwester der Akupunktur.

Wie damals mit seiner Sofortbild-Kamera bringt Thomas Künne in diesem Buch, nun zusammen mit seiner Co-Autorin, die Dinge weiter auf den Punkt und die richtige Schwingung in den Organismus, sodass der mit seinen Organen und Geweben wieder in Harmonie kommt und in die Lage, jene Symphonie erklingen zu lassen, die wir Gesundheit nennen. So hat jede(r) seine ureigene Symphonie, aber wir gehorchen doch denselben (Schicksals-)Gesetzen – ähnlich wie Schneeflocken, die alle völlig individuell und doch hexagramm-förmige Mandalas sind.

Selbst habe ich die Stimmgabeltherapie natürlich auch erlebt und so erfahren und spüren können, wie die richtige Schwingung am richtigen Platz einen ankommen lässt an seinem Ort, nämlich im Körper. Und ich empfand auch, wie nah sich im Idealfall Schwingung und Stimmung kommen.

Mit den Schwingungen der Stimmgabeln kann Thomas Künne die Stimmung und das Schwingungssystem des Organismus in „Ein-Klang“ bringen, sodass mein schon lange vorausgegangener Freund Joachim-Ernst Behrend seine Freude an ihm gehabt hätte. Er hatte seine Biografie nach einem Leben voller Musik und Schwingung „Nada Brahma – Die Welt ist Klang“ genannt. Thomas Künne nannte ein Buch im Untertitel „Sie sind nicht krank, Sie sind ver-stimmt“: Die stimmige Schwingung führt (zurück) in die eigene Harmonie, in die Balance, in den „Ein-Klang“, in die Mitte.

Ich wünsche ihm mit diesem neuen Buch, dass er sein wachsendes und so wichtiges Feld weiter ausbauen kann, getreu der uralten und so bewährten Idee von Maria Montessori: „Hilf mir, es selbst zu tun.“ Bei Thomas Künne heißt das heute in seiner (sprach-)witzigen und von mir noch verkürzten Art (engl. art = Kunst): „Ich heile mein Wesen, und keiner kassiert die Spesen.“

Ruediger Dahlke
TamanGa, im Oktober 2015
www.dahlke.at

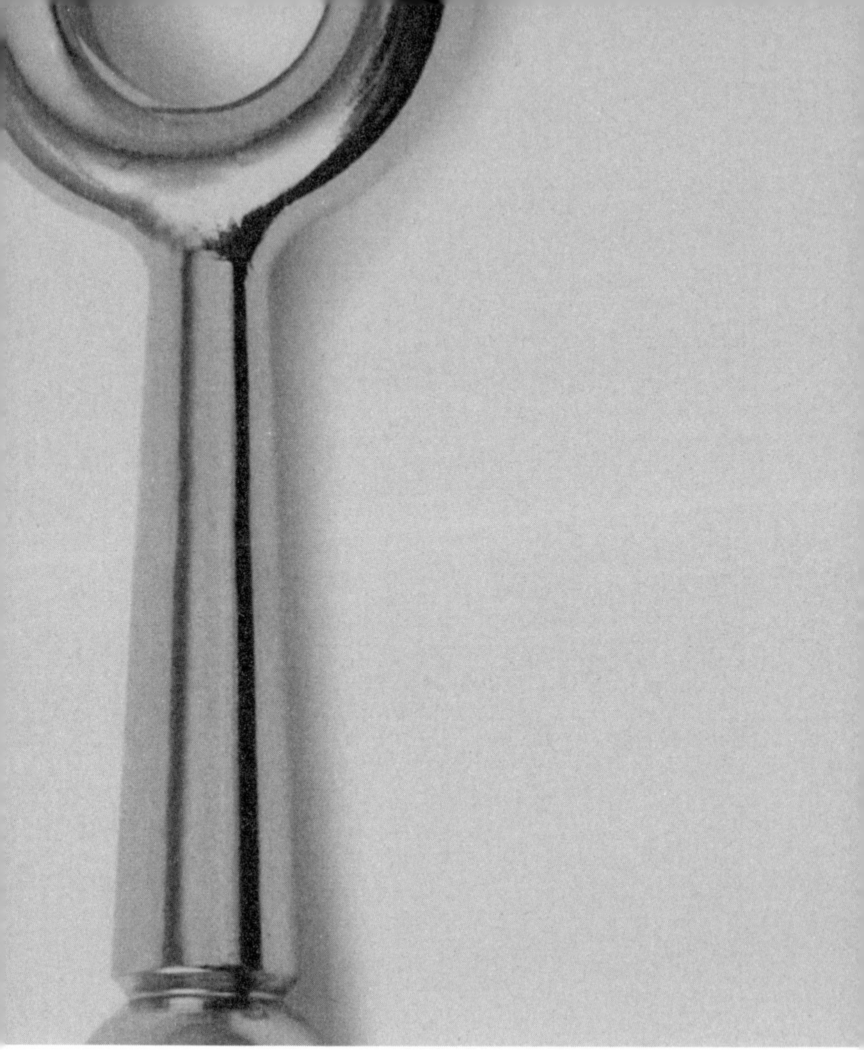

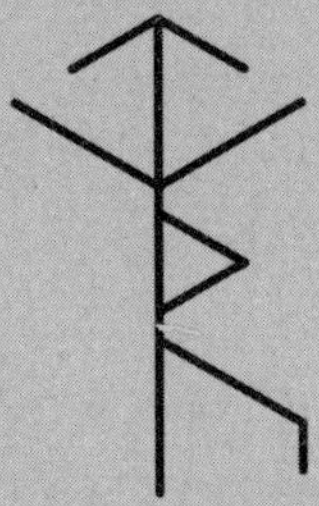

Ein-Schwingung

Ärzte schütten Medikamente, von denen sie wenig wissen, zur Heilung von Krankheiten, von denen sie noch weniger wissen, in Menschen, von denen sie gar nichts wissen!

Als der französische Philosoph Voltaire (1694–1778) diese bittere Erkenntnis zu Papier brachte, lag die Lebenserwartung seiner Zeitgenossen nur knapp über vierzig Jahren. Wir sprechen vom Zeitalter der Aufklärung, die sich auf die Vernunft des Menschen beruft, den Kampf gegen Vorurteile und die Orientierung am Naturrecht.

Heute werden in Deutschland Männer nahezu 80 Jahre alt, Frauen sogar noch ein paar Jahre darüber, wohlgemerkt: im Durchschnitt. So gesehen könnten wir eigentlich eindeutig von einem Siegeszug der Medizin sprechen, sie eliminierte Seuchen und reduzierte die Säuglingssterblichkeit enorm.

Zudem leben wir seit vielen Jahrzehnten in Friedenszeiten, sodass Kriege den Altersdurchschnitt ebenfalls nicht nach unten drücken können.

Mit dieser (eindeutig positiven) Entwicklung einher ging in der Folge die (irrige) Vorstellung, dass nahezu jede Krankheit durch Medikamente geheilt werden könne, und zwar unabhängig von ihrer Ursache. Parallel hierzu entwickelten sich gigantische Pharma-Riesen, die mit ihren nimmersatten Marketing-Tentakeln den gesamten Globus umspannten.

Altbewährte Weisheiten, wie „Jeder trägt sein Heilmittel in sich selbst", gerieten immer mehr in Vergessenheit, die Menschen fingen quasi an, ihre Gesundheit wie so viele andere Bereiche in Beruf und Alltag „outzusourcen" und ihr Wohlbefinden in fremde (äußere) Hände zu legen.

Dass die „Gesundheitsbilanz" für den Einzelnen (wie auch für das Kollektiv) unter dem Strich dennoch nicht so rosig verläuft, belegen alarmierende Statistiken der WHO (Weltgesundheitsorganisation): Es hat den Anschein, dass wir nicht gesünder werden, sondern kränker. Böse Zungen behaupten sogar, dass wir unsere (zusätzlichen) Lebensjahre lediglich dafür verwenden, länger krank zu sein als frühere Generationen.

Fest steht, unser heutiges Leben ist ein vollkommen anderes als zu Voltaires Zeiten. Die moderne Welt brachte der (westlichen) Welt Fluch und Segen zugleich: Industrialisierung, Konsumgesellschaft, Globalisierung, Technikrevolution, Computerwelt, Internetvernetzung, Elektrosmog, Massenmedien, Auflösung der Großfamilie etc.

In unserer Kommunikationsgesellschaft werden wir ständig von außen berieselt. Unsere moderne (Arbeits-)Welt führt dazu, dass wir uns immer mehr von unserem Inneren und damit auch von unseren Wünschen, Gefühlen und auch Selbstheilungskräften entfernen. Hierzu eine Anekdote:

> *In Indien erzählt man sich bis heute die Geschichte einer weisen Frau namens Rabia. Eines Tages wurde sie auf dem örtlichen Marktplatz beobachtet, wie sie fieberhaft etwas zu suchen schien. Aufmerksame Zeitgenossen und Freunde bemerkten dies und fragten: „Sag mal, Rabia, können wir dir bei der Suche helfen, was suchst du denn?" Rabia antwortete, dass sie ihre Nähnadel verloren habe. Nach einer Zeit der intensiven Suche fragte einer, wo sie denn die Nähnadel verloren habe.*
> *Rabia antwortete sogleich: „Na, bei mir zu Hause!" Das verwirrte natürlich die Suchenden gewaltig und sie fragten Rabia, warum sie denn hier auf dem Marktplatz suche und nicht bei sich zu Hause.*
> *Rabia entgegnete entspannt: „Ich möchte euch lediglich einen Spiegel vorhalten, denn ihr sucht im Außen, was ihr im Innen verloren habt!"*

Und schon sind wir an des Pudels Kern angelangt, denn dieses Praxisbuch möchte Ihnen dabei helfen, Ihr Inneres (wieder) zu entdecken und Ihre Heilkraft zu (re)aktivieren. Diese schlummert nicht nur in einigen von uns, sondern in jeder und jedem.

Wir, die Autoren dieses Buches, möchten Ihnen sowohl bewährte Balancings vorschlagen, mithilfe derer Sie Ihre wichtigsten Alltagsbeschwerden und -erkrankungen lindern und heilen können. Zudem können Sie selbst zur Vorbeugung beitragen. Sie finden hierzu Balancings, die Sie dabei unterstützen, ein selbstbewusstes und aktives Leben in Harmonie, Glück und Wohlbefinden zu führen.

Im ersten Fall sprechen wir von „Pathogenese", im zweiten von „Salutogenese".

Somit ist dieses Praxisbuch zur Stimmgabeltherapie ein fundamentaler Beitrag in Sachen Hilfe zur Selbsthilfe. Oder wie Maria Montessori es so treffend formulierte: „Hilf mir, es selbst zu tun."

Und Ihr Lebensmotto könnte in Zukunft lauten: „Ich heile selbst mein Wesen, und keiner kassiert dafür die Spesen!"

Bitte beachten Sie: Dieses Praxisbuch zur Stimmgabeltherapie beinhaltet sozusagen die Essenz (flapsig formuliert: Best-of-Edition) aller bisher im Mankau Verlag erschienenen Werke (Bücher, CD und DVD) zu dieser sanften und wirksamen Heilmethode.

Tipp

Kombinieren Sie das Einschwingen der Stimmgabel mit sanftem Aufdrücken wie in der Akupressur. So können Sie beide Heilsysteme miteinander verbinden. Verwenden Sie hierzu den Schaft (Hals) der Stimmgabel; üben Sie so viel Druck aus, wie Ihnen guttut.

Der innere Heiler wirkt in uns allen

Als Selbstheilungskraft (oder inneren Heiler) kann man die Fähigkeit des (menschlichen) Körpers bezeichnen, sich selbst zu harmonisieren und zu regenerieren, um sowohl äußere als auch innere Blockaden, Verletzungen bzw. Krankheiten zu lindern und zu heilen. Nicht nur in der Alternativmedizin und der Naturheilkunde, sondern auch in der modernen Schulmedizin stellt die Nutzung und Intensivierung der Selbstheilungskräfte einen immer wichtiger werdenden Aspekt gegenüber der unmittelbaren therapeutischen Behandlung (Operation, Bestrahlung, Medikamente usw.) dar.

Dieses Praxisbuch möchte Ihnen ein verlässlicher Partner sein, um ohne großen Aufwand und selbstständig eine Linderung und Harmonisierung aller hier aufgelisteten Blockaden zu ermöglichen, und dies einfach überall: zu Hause, bei der Arbeit oder auch unterwegs.

Hierbei helfen Sie sich selbst mit drei Faktoren:

- Sie übernehmen selbst die Regie für Ihr Wohlbefinden.
- Sie müssen keine Medikamente mit eventuellen Nebenwirkungen schlucken.
- Sie können Ihren inneren Heiler immer aktivieren.

Aber bitte warten Sie nicht, bis das „Kind in den Brunnen gefallen ist", das heißt, bis sich Blockaden, Verstimmungen oder sogar Krankheiten in Ihrem Körperland einnisten konnten. Beginnen Sie heute (im Hier und Jetzt) mit der stimmigen Vorsorge für Ihr gesamtes Immunsystem. Auch hierzu bietet dieses Praxisbuch wertvolle Impulse und Balancings. Dabei gilt: Unsere Gesundheit und unser persönliches Wohlbefinden haben außerordentlich viel damit zu tun, wie (gut) wir mit dem

Fluss des Lebens mitschwingen. Wenn es Schwingungen gibt, die uns krank machen, dann muss es auch solche geben, die unseren inneren Heiler aktivieren können. Mithilfe der sanften Stimmgabeltherapie kann auch der Laie noch besser in den Fluss des eigenen Lebens gelangen und „Ver-Stimmungen" wieder in Einklang bringen.

Kurz und prägnant formuliert: „Gesundheit ist weit mehr als die Abwesenheit von Krankheit!"

Bitte respektieren Sie dabei die Grenzen der Selbstbehandlung und suchen Sie bei Erkrankungen einen erfahrenen Arzt oder Heilpraktiker auf. Die vorgestellten Therapievorschläge sollen den Besuch beim Facharzt nicht ersetzen, sie können aber die persönliche Gesundheitsvorsorge sinnvoll und ganzheitlich ergänzen. Die vorgeschlagenen Balancings unterstützen die Hilfe zur Selbsthilfe. Jeder Leser sollte ohnehin regelmäßig alles, was seine Gesundheit betrifft, mit einem Arzt besprechen, vor allem Symptome und Krankheitsverläufe, die einer ärztlichen Diagnose und Überwachung bedürfen.

Verzichten Sie bitte auf ein Stimmgabel-Balancing oder behandeln Sie erst nach Rücksprache mit Ihrem Arzt oder Heilpraktiker bei folgenden Symptomen/Erkrankungen:

- Eiterung, offene Wunden, Pilzinfektionen oder massive Hautveränderungen
- Krebserkrankungen, Vergiftungen, starke Infektionen, alle akuten und schweren Erkrankungen
- Verschlimmerung oder Wiederkehr von Beschwerden

Bitte achten Sie weiter darauf, ob Sie regelmäßig wiederkehrende Beschwerden durch Selbstbehandlungen nicht nur kurzfristig wegdrücken. Konsultieren Sie bitte in diesem Fall rechtzeitig einen Fachmann oder eine Fachfrau.

Lebenshilfe Stimmgabeltherapie

Wenn wir den „ver-stimmten“ bzw. erkrankten Bereich des Körpers mittels Stimmgabel mit heilsamen Schwingungen in Resonanz bringen (z.B. über die in diesem Praxisbuch vorgeschlagenen Akupunkturpunkte), so können wir diesem Körperbereich dabei helfen. Das stimmige Muster in sich selbst wird wieder hergestellt und damit die Verstimmung gemildert beziehungsweise harmonisiert. Die Stimmgabel übernimmt sozusagen die Rolle eines Souffleurs.

Resonanz bezeichnet in diesem Zusammenhang ein gegenseitiges Geben und Nehmen: Einerseits erfordert In-Resonanz-Sein Offenheit und Aufnahmebereitschaft bei uns selbst für die heilsamen Schwingungen, die von außen kommen, andererseits wird auch die angeborene Fähigkeit in Anspruch genommen, mit dem inneren (Selbst-)Heilungsprozess zu antworten.

Wir wissen aus Erfahrung: Wenn ein (Musik-)Instrument verstimmt ist, so erzeugt es Misstöne. Betrachten wir den menschlichen Körper als großes Klangorchester, so nennen wir diese Verstimmungen Blockaden oder auch Krankheiten, die wir mittels Stimmgabel harmonisieren und auflösen können. Denn: Unser Zellbewusstsein erinnert sich daran, wie es richtig und harmonisch klingt. Tief in uns reagiert der innere Heiler und erkennt: Ich bin nicht krank, ich bin verstimmt.

Apropos Zellbewusstsein: Es bezeichnet das Bewusste jeder einzelnen Zelle eines Organismus. Hier sind alle individuellen wie auch kollektiven Erfahrungen aus Vergangenheit und Gegenwart verankert, die mit allen anderen Zellen des Körpers in Kontakt und Resonanz stehen. So ist es auch nicht verwunderlich, dass durch positive Schwingungen eine heilsame Wirkung erzielt werden kann.

Liegt ein körperliches oder seelisches Ungleichgewicht vor, hilft eine Harmonisierung dabei, wieder in Balance zu kommen. Dieses sogenannte Balancing (engl. balance = Gleichgewicht, Ausgewogenheit) schafft dort Ausgleich, wo etwas ins Ungleichgewicht geraten ist. Ein Balancing führt also (zurück) zu Harmonie, Ausgeglichenheit und Wohlbefinden, es unterstützt den Weg in die eigene Mitte.

Betrachten Sie Ihre Beschwerden und Ver-Stimmungen bitte immer als Anzeichen dafür, dass irgendetwas nicht im Fluss, sondern blockiert ist. Im menschlichen Körper verzögern oder verlangsamen sie den gesunden Fluss unserer Lebensenergie Chi (auch Qi) bis hin zur Verstopfung und zum vollkommenen Stillstand.

Deshalb beleuchten wir auch die Symbolik jedes beschriebenen Symptoms sowie dessen bewusste Bearbeitung, sodass ein Zugang zur tatsächlichen (seelischen) Ursache der entsprechenden Blockade für Sie sichtbar und verständlich wird.

Phonophorese – wertvoll wie nie zuvor

Seit der ersten Auflage dieses Buches im Jahre 2015 ist doch einiges im Außen geschehen, das viele Menschen im Mark erschüttert hat und teilweise auch zu einer Spaltung von Freunden, Familien oder sogar Teilen der Gesellschaft beigetragen hat. Umso wichtiger erscheint es den Autoren, darauf hinzuweisen, dass es in der ganzheitlichen Sichtweise nicht um Ausgrenzung, Unterdrückung, Isolation oder Verdrängung gehen kann. Erst durch Integration aller Einzelteile kann in der Summe ein *sinn-volles* und harmonisches Ganzes entstehen, im Außen wie auch im Innen.

Die gesamte Schöpfung zeigt uns in jedem Augenblick unseres Seins, dass es dazu zwei Pole braucht, die im ersten Moment wie Gegensätze erscheinen mögen: Tag und Nacht, Ebbe und Flut, Entstehen und Vergehen, Yin und Yang, Gesundheit und Krankheit. Das ist die Gesetzmäßigkeit der Polarität.

Das ebenso wertvolle Phänomen der Resonanz führt uns direkt hinein in die heilsame Welt der Stimmgabeltherapie. Wir, die Autoren wie auch der Verlag, wissen sehr wohl um die Schwierigkeit, eigentlich Unbeschreibliches zu beschreiben, also in Worte zu fassen. Umso glücklicher sind wir, dass immer mehr Menschen die Phonophorese als behutsame und hilfreiche Methode zum Weg in die eigene Balance erkannt haben, sich mit den heilsamen Schwingungen wohlfühlen und diese gern und nachhaltig weiterempfehlen.

So wundert es nicht, dass das Feld der Phonophorese ständig anwächst und uns – im krassen Gegensatz zu manchen virulenten und krank machenden Geschehnissen – von „ansteckender Gesundheit" berichtet wird. Unzählige Seminar- und Kongressteilnehmer/-innen wie auch die Leser/-innen und Anwender/-innen hegen liebevoll diese Saat, die immer weiter wächst und „good vibes" in diese Welt bringt.

Und heilsame Schwingungen braucht diese Welt, braucht jedes Lebewesen und die gesamte Schöpfung. Lasst sie uns gemeinsam in die Welt tragen!

Thomas Künne und Dr. med. Patricia Nischwitz
im Herbst 2024

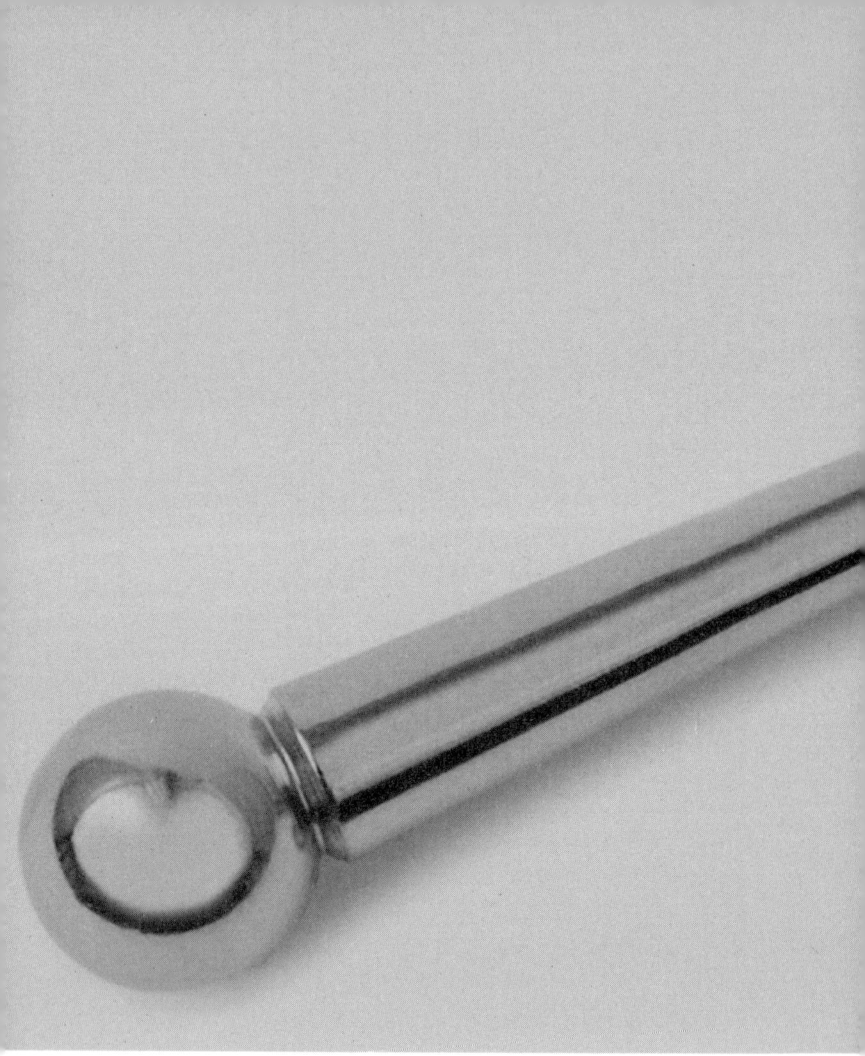

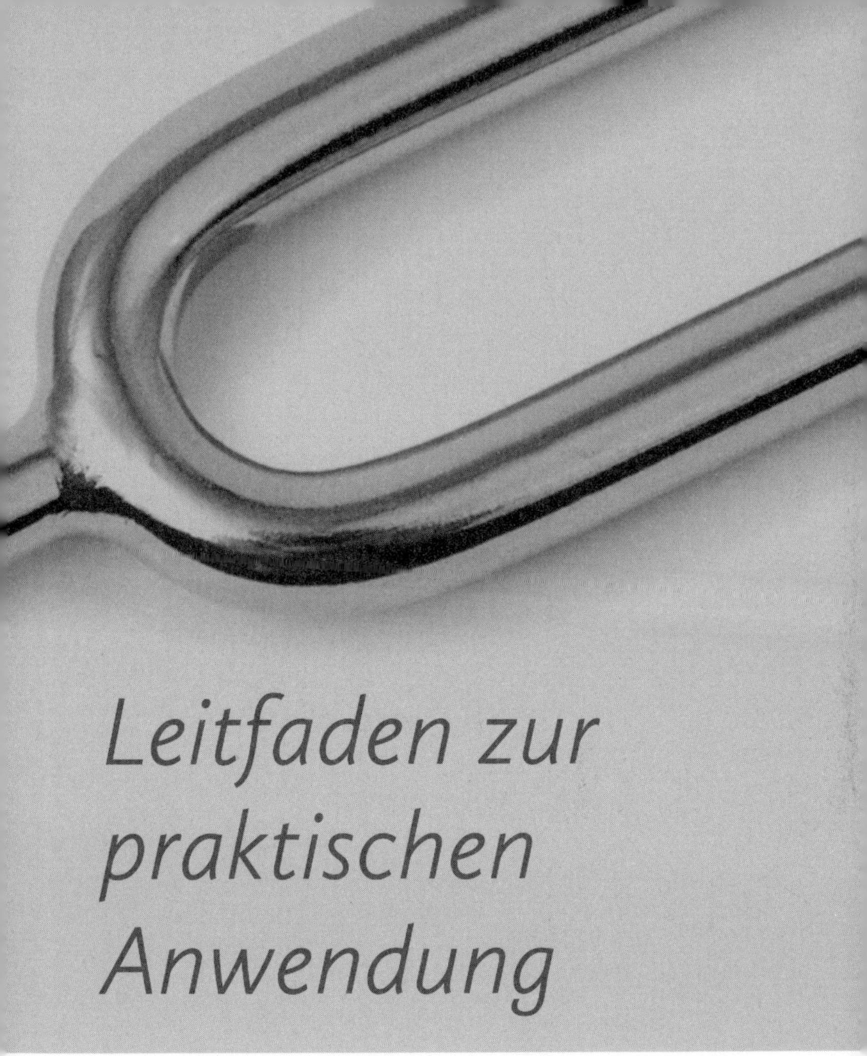

Leitfaden zur praktischen Anwendung

Die sanfte Heilmethode der Stimmgabeltherapie vereinigt in sich diese drei stimmigen und hilfreichen Faktoren:

- „Jetzt helfe ich mir selbst, wo ich will und wann ich will."
- „Ich verzichte auf die Einnahme von Medikamenten (und deren Nebenwirkungen)."
- „Ich kümmere mich aktiv um mein Wohlbefinden."

Erwerb der passenden Stimmgabel

Wie der Name schon sagt: Zum Praktizieren der Stimmgabeltherapie benötigen Sie das „stimmige Werkzeug“, also eine Stimmgabel. Die gute Nachricht ist: Diese können Sie ein Leben lang verwenden, ohne Beschädigung sind diese niemals verstimmt. Es ist wundervoll, wenn man sich selbst oder andere jederzeit und an jedem Ort in das persönliche Wohlbefinden einschwingen kann. Alle Stimmgabeln (auch günstige Einsteiger-Sets) können über den Shop von www.schwingung-als-weg.de bezogen werden, hier finden Sie auch weitere Tipps und Empfehlungen.

Bitte beachten Sie hierzu auch das Aktionsangebot an professionellen Universalstimmgabeln im Webshop des Mankau Verlags (*www.mankau-verlag.de*).

Empfehlung 1: Jahreston OM (136,10 Hz)

Der Jahreston OM (136,10 Hz) ist als Allround-Gabel immer „stimmig“. Er führt ins eigene (Ur-)Vertrauen, entspannt die Seele, löst Verkrampfungen und Ängste, er macht uns locker für das Hier und Jetzt. „Om“ (welches dem „Amen“ in der christlichen Kultur entspricht) führt uns zu unserer wahren Herzensliebe.

Empfehlung 2: Venus (221,23 Hz)

Die Venus (221,23 Hz) verkörpert die Göttin der Liebe und Eigenliebe. An mangelnder Selbstliebe (er-)kranken immer mehr Menschen, und wer sich selbst nicht leiden kann, der achtet auch nicht oder zu wenig auf sich, seinen Körper und erst recht seine Seele.

Empfehlung 3: Schumann II (256 Hz)

Ein liebendes Herz schwingt mit 8 Hz; oktavieren (verdoppeln) wir diese 8 immer wieder, so erhalten wir 16, 32, 64, 128, 256 (Hertz). Zudem ist diese Schwingung die gemessene (Gehirn-)Frequenz von Heilern während ihrer Heilarbeit, symbolisch betrachtet verkörpert sie die „Frequenz der neuen Zeit“.

Empfehlung 4: individuelle Stimmgabel mit Ihrer persönlichen Schwingungsfrequenz

Diese Stimmgabel wird anhand Ihres Geburtshoroskopes individuell für Sie von „Schwingung als Weg“ gefertigt. Ihr persönliches Schwingungsmuster ist so einzigartig wie Ihr Fingerabdruck und führt sie dadurch ganz gezielt und nachhaltig in die Aktivierung Ihrer Selbstheilungskräfte.

Die optimale Anwendung der Stimmgabel

Bewährt hat sich eine spielerische Herangehensweise, bei der die Stimmgabel zunächst überall mit den Fingern „begriffen“ wird. Dabei sehen und fühlen wir: Die Stimmgabel besteht aus einer Zunge (Gabelform) und einem Hals (Schaft).

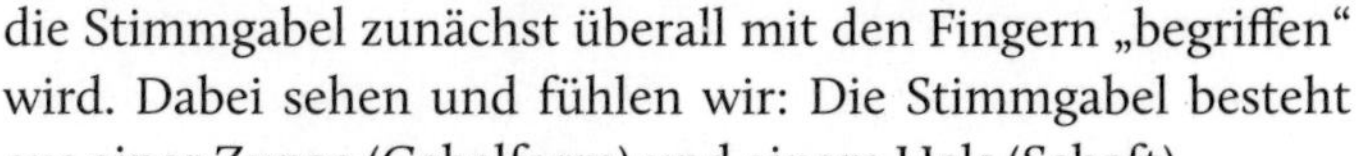

Zum Anschlagen wird die Stimmgabel ausschließlich am Hals (Schaft) gehalten (mittels Daumen, Zeigefinger und Mittelfinger). Berühren wir (aus Versehen) die Zunge der Stimmgabel, versiegt die Schwingung zusehends.

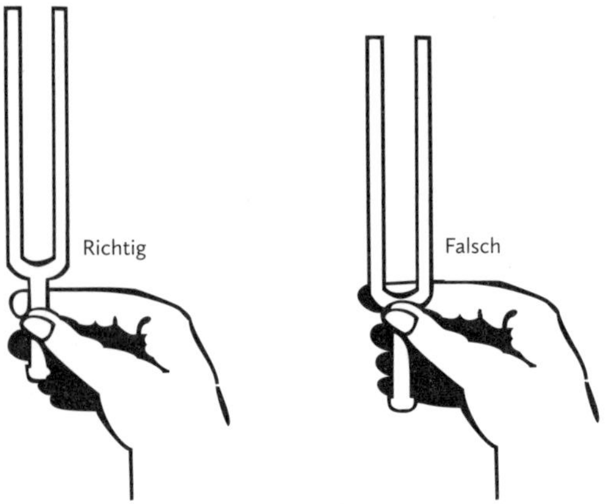

Zum Anschlagen an einem Körperteil verwenden Sie bitte am besten relativ unempfindliche Regionen wie Hand- oder Daumenballen, Unterarm, gebeugtes Knie oder auch die Ferse. Bewährt hat sich auch jede Tischkante oder Stuhllehne. Zudem eignet sich ein Anschlaggummi oder ein Holzklöppel hervorragend (beide im Handel erhältlich). Achten Sie außerdem bitte darauf, die schwingende Stimmgabel längs (= parallel) zur Körperachse zu setzen.

Mit unserer Aufmerksamkeit folgen wir nun der Schwingung hinein ins Körperland:

- → Eine Körperregion im Defizit nimmt die Schwingung so gierig auf wie ein verdurstender Mensch das erlösende Wasser.
- → Bei Überenergie prallt die Schwingung zurück und wird von einem unsichtbaren „Türsteher“ nicht eingelassen.

Wichtig!

Defizit und Überenergie sind die zwei Seiten derselben Medaille, denn sie signalisieren in beiden Fällen ein Ungleichgewicht, also eine „Ver-Stimmung“, welche wir durch das Einschwingen der Venus-Stimmgabel (neu) einjustieren können.

Die stimmige innere Haltung einnehmen

Die innere Einstellung ist ebenso wichtig wie die optimale Anwendung der Stimmgabel. Für die Schwingung gibt es kein richtig oder falsch, kein gut oder schlecht, ein solches Schubladendenken existiert lediglich in unseren Köpfen. Die Schwingung selbst ist wertfrei und respektvoll. Für uns darf gelten: raus aus dem Verstand, hinein in das gefühlvolle Empfinden.

Sie können den Energiefluss zusätzlich dadurch unterstützen, indem Sie Ihre Aufmerksamkeit mental und bewusst an die verstimmte Stelle leiten. Dies können Sie mit etwas Übung bewusst steuern. Hierzu eine nützliche Beobachtung:

Bewusstsein scheint eine übergeordnete Informationsebene zu sein, welche das Leben in seinem Innersten zusammenhält und damit verhindert, dass Formen zerfallen. Wo Bewusstheit sich zurückzieht, da geht es bergab. „Ver-Stimmungen“ und Blockaden können sich ungestört im inneren Körperhaus desjenigen breitmachen, der sich vor allem um das Außen kümmert: Dieser Mensch ist nicht mehr Herr in seinem eigenen (Körper-)Haus. Folge: „Einbrecher“ haben ein leichtes Spiel.

Wir erkennen ein Wechselspiel: Ein gesunder Geist wohnt in einem gesunden Körper und umgekehrt. Denn er geht achtsam mit sich und seinem Körper um.

Lassen Sie sich zudem von Ihrer angeborenen Intuition durch das gesamte Balancing leiten. Ihr Körper sagt Ihnen auch ohne Worte, wo und wie lange er Hilfe braucht. Er reagiert mit Wohlgefühl, wenn Sie ihm geben, wonach er sich sehnt und was er benötigt.

Sie können die Wirkung intensivieren, indem Sie beim Einschwingen die Augen schließen.

Die richtigen Punkte und Zonen finden

Bitte verzweifeln Sie nicht, wenn Sie einen beschriebenen Akupunkturpunkt nicht auf Anhieb finden. Das ist auch gar nicht notwendig, denn die sanfte Schwingung findet ihren Weg ohnehin selbstständig, wenn die entsprechende Zone eingeschwungen wird.

Dieses Buch möchte sowohl dem interessierten Laien, der sich noch nie zuvor mit Akupunktur und Akupressur sowie deren Wirkpunkten beschäftigt hat, als auch dem Profi einen hilfreichen Ratgeber zur Hilfe und Selbsthilfe anbieten.

Aus diesem Grund wird sowohl jeder entsprechende Wirkpunkt (= Energiepunkt) lokalisiert und in der lautmalerischen Originalbezeichnung beschrieben. Zudem wird die umliegende Zone deutlich sichtbar gemacht: So ist sichergestellt, dass sowohl Profis als auch Laien eine bestmögliche Behandlung durchführen können.

Behandlungsdauer und Behandlungshäufigkeit

Akute Verstimmungen können Sie bis zu dreimal täglich einschwingen, wenn es Ihnen guttut und Sie Linderung verspüren.

Pro Punkt können Sie die schwingende Stimmgabel zwischen drei- und zehnmal aufsetzen. Bitte achten Sie darauf, dass die Gabel deutlich schwingt. Sind Sie unsicher, so halten Sie das Instrument ans Ohr: Wenn Sie keine Vibration mehr hören können, bitte neu anschlagen. Lieber in kurzen Abständen anschlagen, damit die Schwingung möglichst kräftig ist.

Ungefähre Richtwerte für die Gesamtbehandlungszeit

Erwachsene: 5 bis 20 Minuten
Kinder: maximal 10 Minuten
Kleinkinder und Babys: maximal 4 Minuten
Schwangere: nur nach Rücksprache mit dem Arzt

Die positive Wirkung jedes Balancings können Sie steigern, indem Sie beide Körperseiten einschwingen. In der Praxis hat es sich bewährt, zunächst alle empfohlenen Punkte auf der linken (weibliche Yin-Seite) und dann auf der rechten (männliche Yang-Seite) Körperhälfte einzuschwingen. Mittige Punkte (Konzeptionsgefäß und Lenkergefäß) können Sie nach dem Wechsel von der Yin- auf die Yang-Seite nach Belieben bzw. nach Bedarf erneut stimulieren.

Bitte überstrapazieren Sie das Einschwingen einzelner Punkte nicht. Eine längere Stimulierung bedeutet nicht automatisch mehr Linderung. Es ist bedeutsam, dass Sie auf Ihr Bauchgefühl achten, ob und wann es genug ist. Je nach physischer und psychischer Konstitution spricht Ihr Körper unterschiedlich auf die sanfte Schwingung der Stimmgabel an.

Nun gilt das klassische Zitat von Johann Wolfgang von Goethe: „Der Worte sind genug gewechselt, lasst mich auch endlich Taten sehen!“

Wir möchten hierbei zunächst mit dem Einschwingen der Meridiane beginnen, um eventuelle Stagnationen oder Blockaden schon im Vorfeld (wieder) in Fluss zu bringen und somit den Weg frei zu machen für Balancings, die wir zur Linderung der wichtigsten Blockaden von A–Z zusammengetragen haben.

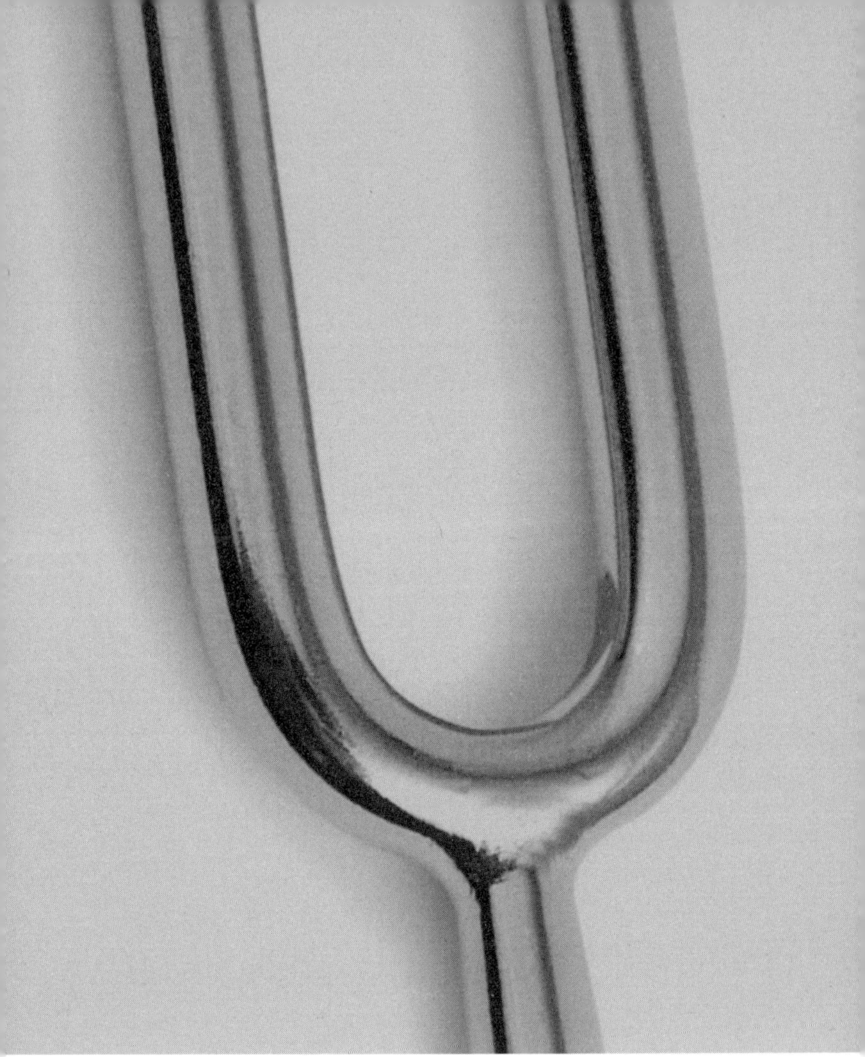

Die Meridiane (re-)aktivieren

Wir kennen insgesamt zwölf Hauptmeridiane, die wie die Organe selbst Yin/Yang-Paare bilden: Sie produzieren entweder einen vom Himmel abwärts fließenden Energiestrom (Yang) oder einen von der Erde aufwärts fließenden (Yin). Die zwölf Hauptmeridiane (und somit wir Menschen) stehen also unter dem Einfluss von Himmel und Erde.

Die Balance von Yin und Yang spielt in der TCM (Traditionelle Chinesische Medizin) eine ganz entscheidende Rolle.

Die Akupunkturpunkte (auch Akupressur- und Phonophoresepunkte) sind übrigens Stellen im Verlauf des jeweiligen Meridians, durch die man den Fluss des Chi erreichen und beeinflussen kann. Sie werden auch als Energiepunkte oder Wirkpunkte bezeichnet.

Ein Blick auf die sogenannte Organuhr hilft Ihnen dabei, die optimale Zeit für Ihr Meridian-Balancing zu finden.

Der Begriff „Organuhr" bezeichnet in der Traditionellen Chinesischen Medizin die Vorstellung, dass der menschliche Körper einem täglichen Kreislauf der Lebensenergie Chi unterliegt. Zu zyklisch wiederkehrenden Tageszeiten erreichen die jeweiligen Organsysteme (Meridiane) einen zeitlich definier-

Der mittlere Ring steht für die Maximal-, der innere für die Minimalzeiten der genannten Meridiane.

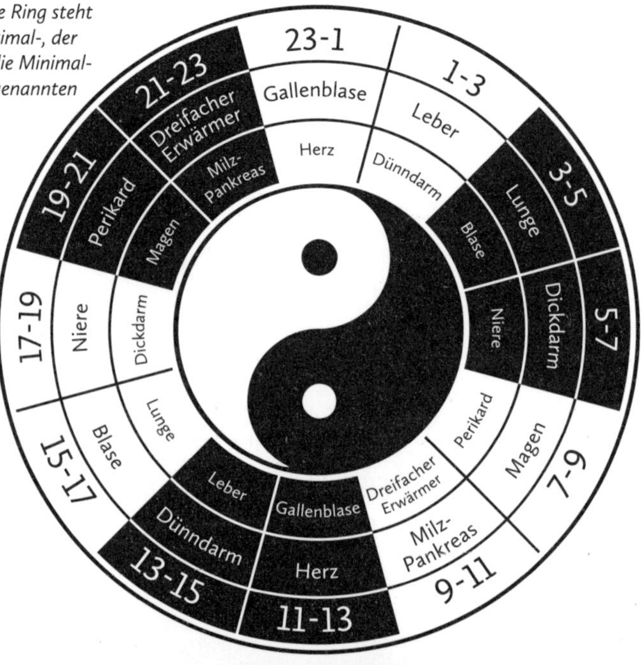
23-1
Gallenblase
Herz
1-3
Leber
Dünndarm
3-5
Lunge
Blase
5-7
Dickdarm
Niere
7-9
Magen
Perikard
9-11
Milz-Pankreas
Dreifacher Erwärmer
11-13
Herz
Gallenblase
13-15
Dünndarm
Leber
15-17
Blase
Lunge
17-19
Niere
Dickdarm
19-21
Perikard
Magen
21-23
Dreifacher Erwärmer
Milz-Pankreas

baren Höhepunkt, welcher sich durch erhöhte Aktivität dieses Organsystems auszeichnet. Die Zuordnung der Organsysteme zu den Tages- und Nachtstunden wird in der westlichen Literatur in Form eines Uhrendiagramms dargestellt, auf dem jedem Meridian eine Periode von zwei Stunden zugewiesen ist:

5–7 Uhr: Dickdarm
7–9 Uhr: Magen
9–11 Uhr: Milz
11–13 Uhr: Herz
13–15 Uhr: Dünndarm
15–17 Uhr: Harnblase
17–19 Uhr: Niere
19–21 Uhr: Perikard
21–23 Uhr: Dreifacher Erwärmer
23–1 Uhr: Gallenblase
1–3 Uhr: Leber
3–5 Uhr: Lunge

In der TCM gilt das Chi als generelle Lebensenergie. Es ist das Grundprinzip jeder traditionellen chinesischen Therapieform, das Chi im Körper wieder in seinen natürlichen, ausgeglichenen Zustand zu bringen. Die Schwingung der Stimmgabel sorgt für eine ebenso sanfte wie wirksame Therapieform, um dieses Chi in unseren Meridianen zu aktivieren und zu harmonisieren. Als Traditionelle Chinesische Medizin wird die Heilkunde bezeichnet, die sich in China seit mehr als 2000 Jahren entwickelt hat. Sie wird heute in der ganzen Welt praktiziert und erfreut sich durch ihren ganzheitlichen Ansatz auch im Westen immer größerer Beliebtheit.

Balancings schenken Balance

Regelmäßiges Aktivieren der Meridianverläufe und gezieltes Behandeln einzelner Zonen und Punkte helfen bei der Erhaltung des lebenswichtigen Chi-Flusses und der Balance von Yin und Yang.

Die zwölf Hauptmeridiane bei Hund, Katze und Pferd

Jedes Lebewesen, egal ob Mensch oder Tier, besteht aus verschiedenen Körpersystemen mit einem übergeordneten, energetischen Steuerungssystem, dem sogenannten Energiekreislauf.

Dieser Energiekreislauf regelt die anderen Systeme des Körpers, vergleichbar mit dem intelligenten Bordsystem (z.B. eines Flugzeuges). Die Energie fließt innerhalb dieses Kreislaufes in bestimmten Bahnen, den Meridianen, und versorgt somit den ganzen Körper, dabei gibt es sogenannte Minimal- und Maximalzeiten. Die abgebildete Organuhr gilt demnach für Mensch und Tier.

Werden Tiere tagsüber immer wieder unruhig oder auch nachts wach, zeigen sie in dieser Zeit bestimmte Symptome oder wandern sie (schlaflos) umher, so können wir die Ursache hierfür meistens an der Organuhr ablesen. Besonders signifikant ist es hierbei, wenn die Störungen immer wieder zu derselben Zeit auftreten. Es muss nicht immer eine ernsthafte Krankheit dahinterstecken, aber Vorsorge ist immer besser, als dem Tier eine verschleppte Krankheit zuzumuten.

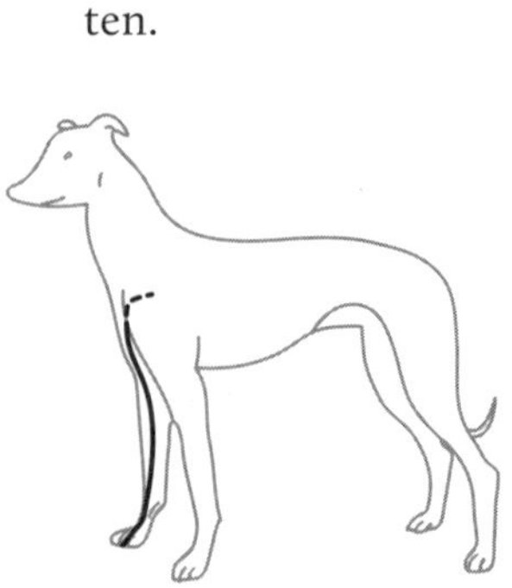

Beispiel 1 für ein empfohlenes Balancing (Lungen-Meridian):

Tiere mit Atemwegsproblemen haben die stärksten Anfälle meist zwischen 3 und 5 Uhr nachts. Während dieser Zeit hat der Lungenmeridian seine Maximalzeit. Das Einschwingen dieses hier abgebildeten

(Lungen-)Meridians kann die Selbstheilungskräfte des Tieres aktivieren und hilft ihm somit dabei, das (innere) Gleichgewicht (wieder) zu finden.

Beispiel 2 für ein empfohlenes Balancing (Magen-Meridian/Leber-Meridian):
Erbricht sich ein Hund meist (nur) morgens zwischen 7 und 9 Uhr, so deutet das Symptom auf eine Störung im Magen-Meridian hin. Tritt dieses Erbrechen jedoch nachts zwischen 1 und 3 Uhr auf, so scheint der Verdacht eher auf eine nicht richtig funktionierende Entgiftung durch die Leber hinzudeuten, was in der Folge ebenfalls zum Erbrechen führen kann. Hier empfehlen wir das Einschwingen des entsprechenden Leber-Meridians.

Wie beim Menschen gilt zudem: Welche Symptome ein Tier nach außen hin zeigt, hängt auch von seiner Persönlichkeit ab. Es kann apathisch oder auch aggressiv reagieren, nervös, rastlos, antriebslos oder schlapp. Tiere schreien meist nur beim ersten Schmerz auf, dauerndes Jammern oder Weinen sind eher selten. Meist ist es lediglich ein leises Stöhnen, was der Tierbesitzer zu hören bekommt.

Ein Tier kann nicht reden. Daher ist es umso wichtiger, über das Normalverhalten der Tierart und des eigenen Tieres Bescheid zu wissen. Nur wer sein Tier genau kennt, sieht auch, wenn etwas mit ihm nicht stimmt. Wir raten in diesen Fällen dringend dazu, eine Tierärztin oder einen Tierarzt zu konsultieren. Das gibt Ihnen und dem Tier Sicherheit.

Pferd

Kommt es beim Pferd zu Störungen im Energiekreislauf, so können verschiedene Probleme entstehen. Dies kann sich durch starkes Schwitzen, Kopfschlagen, Ungehorsam, Probleme beim Reiten, Verhaltensstörungen aller Art, Sattelzwang (also die Angst des Pferdes, gesattelt zu werden), Gangunreinheit oder Lahmheit, aber auch in Organproblemen manifestieren und zeigen.

Die Ursachen solcher Störungen im freien Fluss der Energien in den Meridianen können u.a. Stress, Verletzungen, Operationen, Narben, Bewegungsmangel oder auch Gelenkblockaden sein. Wir raten in diesen Fällen dringend dazu, eine Tierärztin oder einen Tierarzt zu konsultieren.

Katze und Hund

Jede auffällige Veränderung des „normalen" Gesundheitszustandes kann Zeichen einer Blockade sein.

Hierzu einige Beispiele bei der Katze: häufiges Niesen, Würgen, Husten, fettiges Fell, auffälliger Haarausfall (kahle Stellen im Fell), Schuppenbildung oder Durchfall. Weniger auffallende, aber doch häufige Hinweise auf Störungen im Energiehaushalt finden wir z.B. bei übermäßigem Durst, Appetitlosigkeit oder auch häufigem Aufsuchen der Katzentoilette.

Diese Symptome können Ihnen u.a. wichtige Hinweise beim Hund liefern: häufiges Erbrechen, (zu) starkes Sabbern und Speicheln, ständiger Hunger oder Appetitlosigkeit, Verstopfung, Durchfall, übermäßig tränende Augen, starker Haarausfall bis hin zu Fellverlust.

Es gilt: Alle Anzeichen, die den aufmerksamen Tierbesitzer „alarmieren", sollten ernst genommen werden. Durch das Einschwingen der Meridiane bei Ihrem Haustier können Sie einen sanften und wirkungsvollen Beitrag zur Vor- und Nachsorge leisten. Wir raten bei einer krankhaften Veränderung auf jeden Fall zu einem Besuch beim Fachmann.

Der richtige Meridian zur passenden Zeit

Die nachfolgenden Zeitangaben aus der Organuhr gelten im Allgemeinen für einen gesunden Menschen, der im Einklang mit seinen inneren und äußeren Rhythmen lebt. Verstehen Sie diese bitte als Empfehlungen, um in den entsprechenden Maximalzeiten das optimale Ergebnis beim Einschwingen des passenden Meridians zu erzielen. Natürlich ist es immer (auch außerhalb der Maximalzeiten) sinnvoll, die entsprechenden Meridiane einzuschwingen:

- → zum einen als Vorsorge und zur Gesunderhaltung,
- → zum anderen, um die vom jeweiligen Meridian übernommenen Aufgaben zu unterstützen oder auch Blockaden beim inneren Fluss aufzulösen.

Wir empfehlen Ihnen, bei den Yin-Meridianen, die von Mutter Erde zum Vater Himmel verlaufen, auch entsprechend unten anzufangen, bei den Yang-Meridianen oben.

Finden Sie hierzu Ihren eigenen Rhythmus und auch Ihre „Geschwindigkeit“ des Einschwingens. Bewährt hat sich hierbei, die (schwingende) Stimmgabel in Längsrichtung zum Meridianverlauf zu halten. Wird sie quer gehalten, kann die Energie nicht so eindeutig in eine Richtung fließen.

Tipp

Je mehr die Stimmgabel schwingt, umso stärker und nachhaltiger wird der entsprechende Meridian aktiviert. Aber bereits das reine Entlangfahren am Meridian mit dem runden Stimmgabelende (auch ohne Schwingung) verbessert den Meridianfluss.

5 bis 7 Uhr: maximaler Energiefluss Dickdarm (Yang)

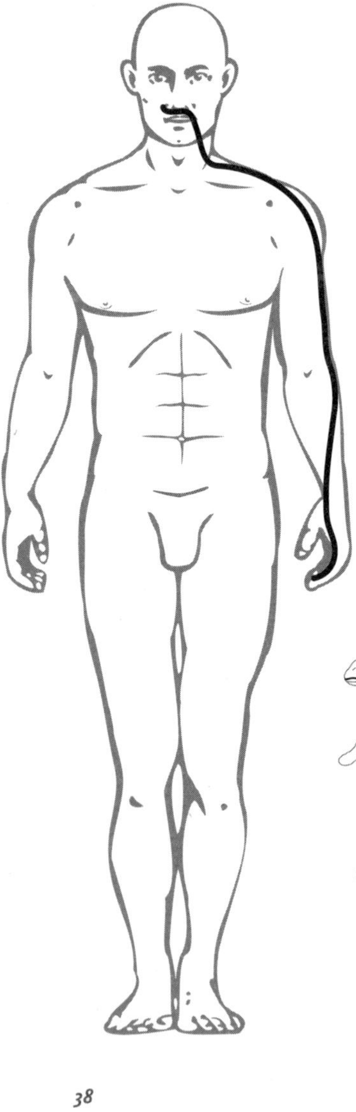

Optimales Zeitfenster für das Aufstehen nach ausreichendem und regenerierendem Schlaf; Zeit für Ausscheidungsvorgänge und Stuhlgang; Nieren und Dickdarm wollen sich in dieser Zeit ihrer Abbauprodukte und Schlacken entledigen.

Weitere unterstützende Maßnahmen: ausreichend (warmes) Wasser trinken, um die Ausscheidungsvorgänge zu erleichtern; wenn möglich, Zeit und Muße einplanen, das heißt, so wenig Stress wie möglich am frühen Morgen

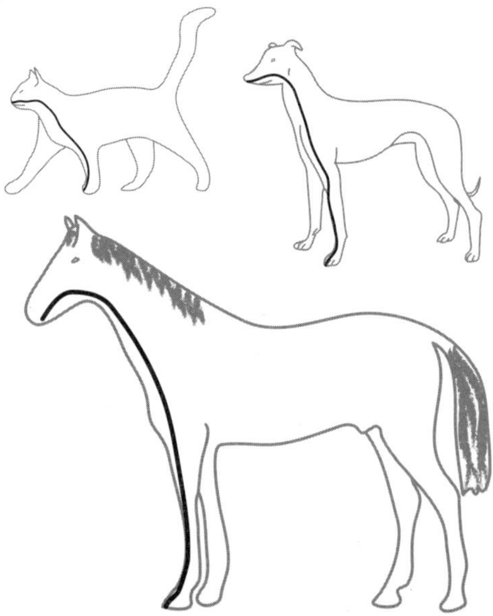

7 bis 9 Uhr: maximaler Energiefluss Magen (Yang)

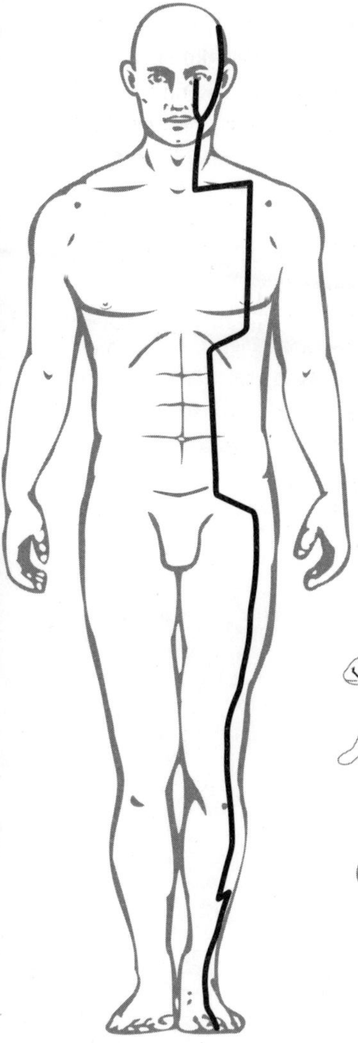

Optimales Zeitfenster für die Nahrungsaufnahme, nachdem die inneren und äußeren Reinigungsvorgänge abgeschlossen sind; die Nahrung sollte nicht zu üppig sein, um nicht bereits morgens das System übermäßig zu belasten.

Weitere unterstützende Maßnahmen: vitalisierender Morgensport oder Gymnastik, um den gesamten Kreislauf harmonisch in Gang zu bringen

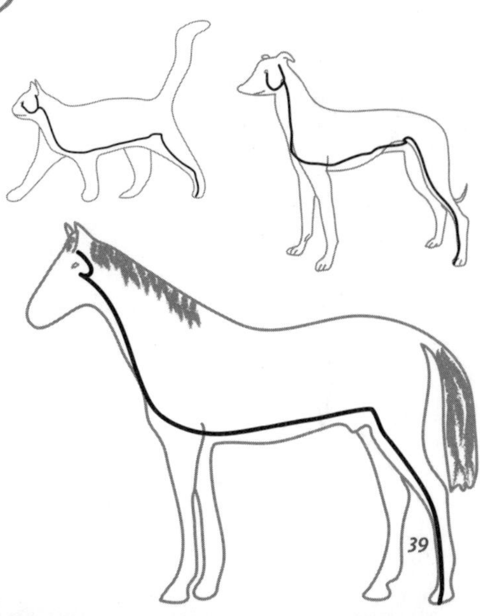

9 bis 11 Uhr: maximaler Energiefluss Milz (Yin)

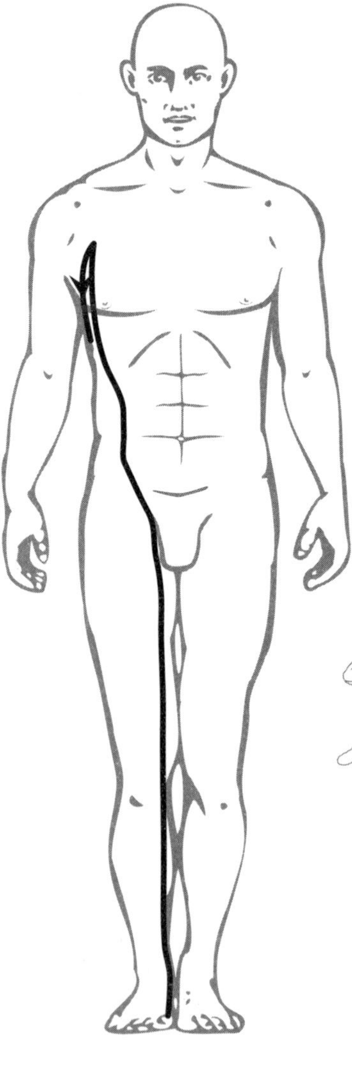

Optimales Zeitfenster für konstruktive Arbeitsleistung, denn der Organismus ist nun aufnahmefähig und frisch, die geistige Konzentration ist top, das Gehirn und die Zellen werden mit dem Insulin aus der Bauchspeicheldrüse versorgt. Die Nahrungsenergie wird verteilt, das Denken und Abwägen erleichtert.

Weitere unterstützende Maßnahmen: frische Luft, um die Arbeitsprozesse mit genügend Sauerstoff zu versorgen

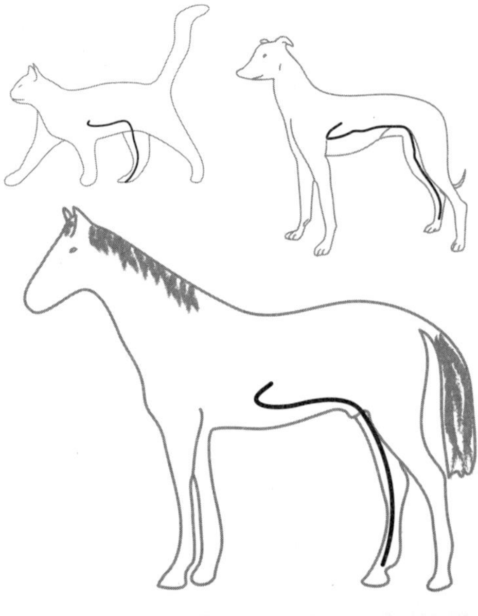

11 bis 13 Uhr: maximaler Energiefluss Herz (Yin)

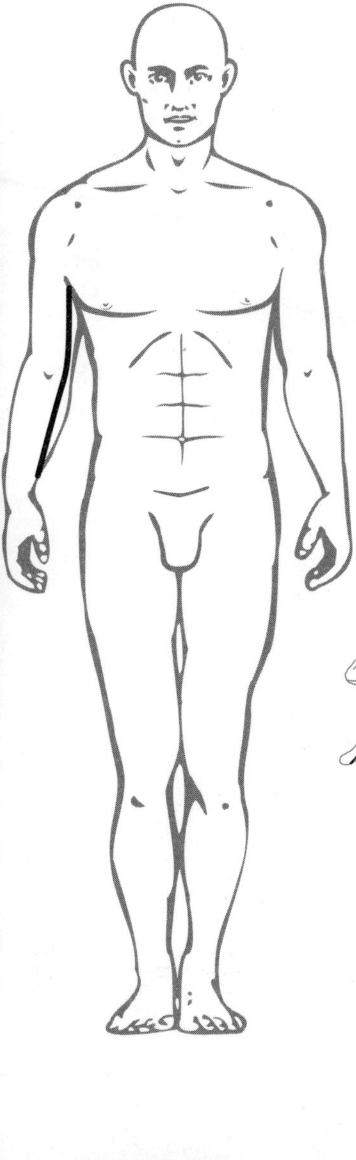

Optimales Zeitfenster für ausklingende Morgenarbeit mit genussvollem Übergang in die Mittagspause; hegen und pflegen von herzlichen und freudigen Kontakten; es ist eine Zeit der Kommunikationsfähigkeit, des Bewusstseins des Augenblicks und geistiger Klarheit.

Weitere unterstützende Maßnahmen: das Herz möglichst nicht mit schwerwiegenden Problemen oder nervenzehrenden Aufgaben belasten

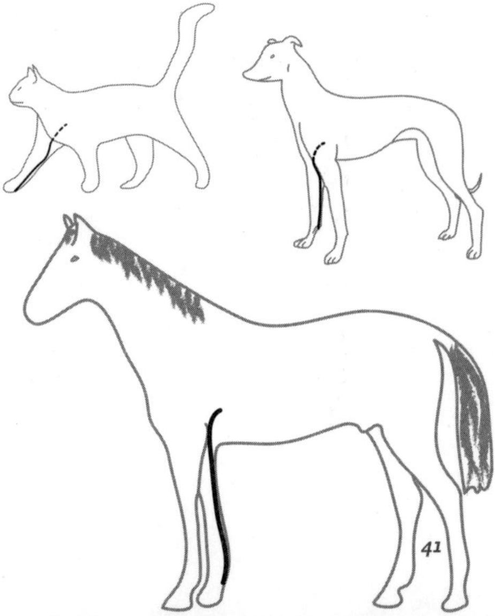

13 bis 15 Uhr: maximaler Energiefluss Dünndarm (Yang)

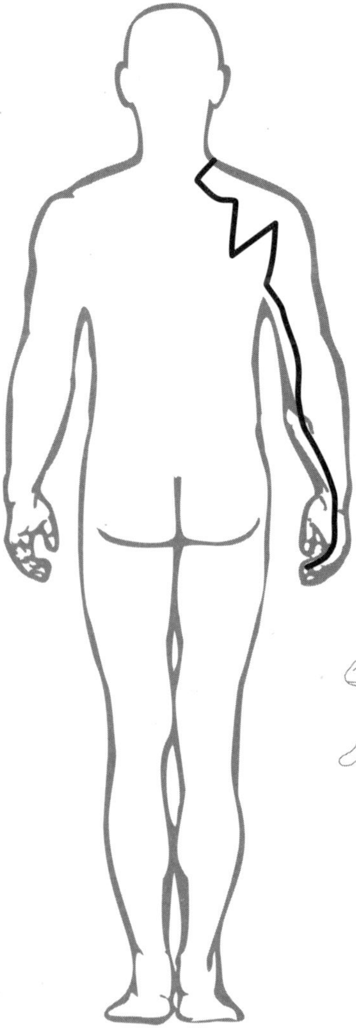

Optimales Zeitfenster für Siesta in südlichen Ländern; Zeit der Mittagsruhe, denn Konzentration und geistige Frische lassen merklich nach. Der Grund: Der Dünndarm (auch die Leber) erhält einen Energieschub, um Verdauungsarbeiten zu erledigen.

Weitere unterstützende Maßnahmen: Falls eine Siesta nicht möglich ist, macht es Sinn, leichtere Arbeiten in diesen Zeitabschnitt zu legen.

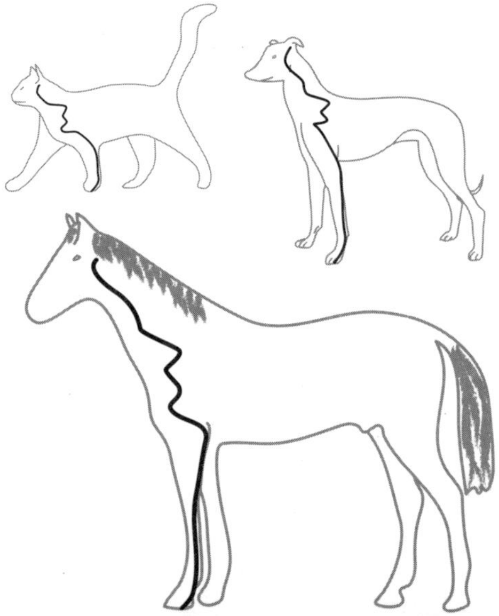

15 bis 17 Uhr: maximaler Energiefluss Blase (Yang)

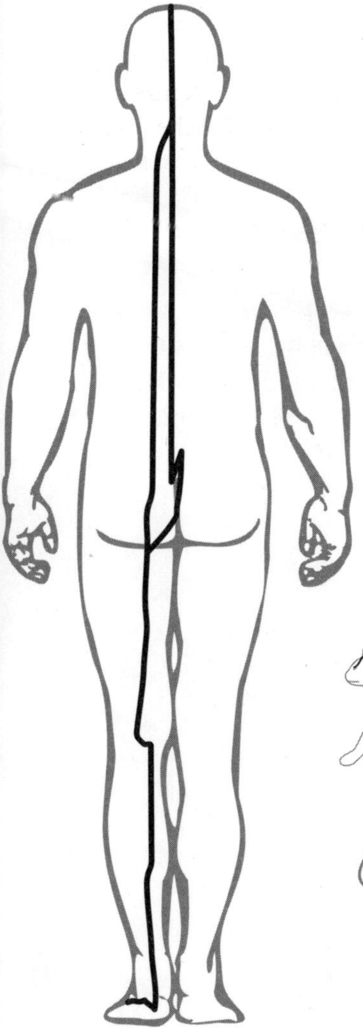

Optimales Zeitfenster für kreative Tätigkeiten, denn die Leistungskurve steigt wieder an, und die Energieleistung nimmt deutlich zu.

Weitere unterstützende Maßnahmen: genügend Flüssigkeit zu sich nehmen, um die Blase (zusätzlich) zur Körperentgiftung anzuregen; auch ein Spaziergang oder eine kleine Pause bieten sich unterstützend an.

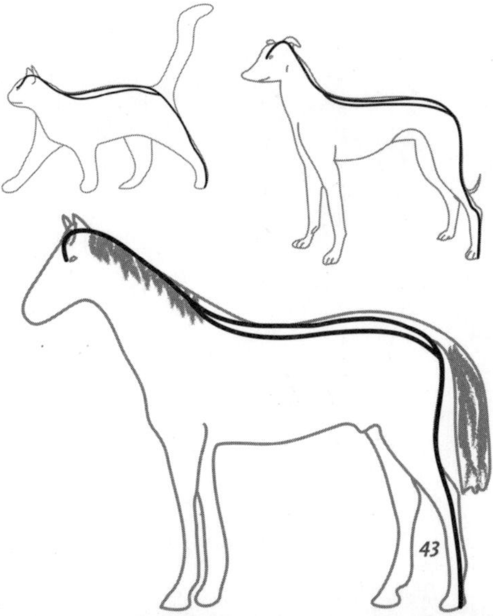

17 bis 19 Uhr: maximaler Energiefluss Nieren (Yin)

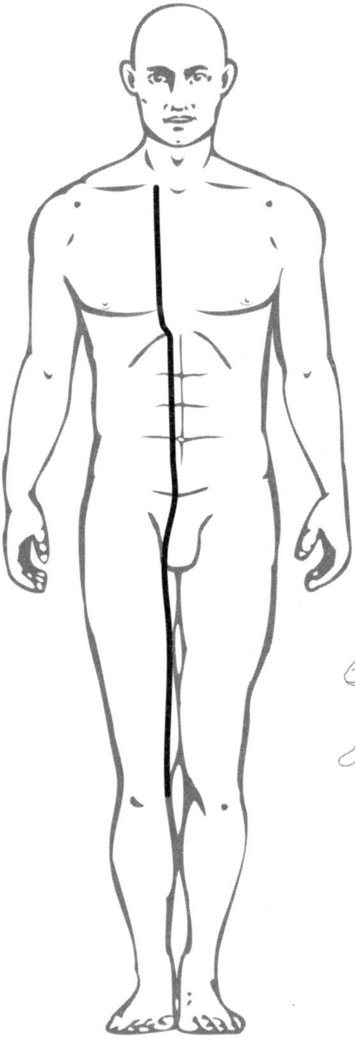

Optimales Zeitfenster für ein Ausklingenlassen des Arbeitstages, einhergehend mit einsetzender körperlicher und seelischer Müdigkeit oder sogar Erschöpfung; die Zeit der Rückbesinnung zum stabilen und sicheren Vertrauen in sich selbst

Weitere unterstützende Maßnahmen: innehalten und zur Ruhe kommen, vielleicht mit einer sanften Meditation oder einem passenden Musikstück

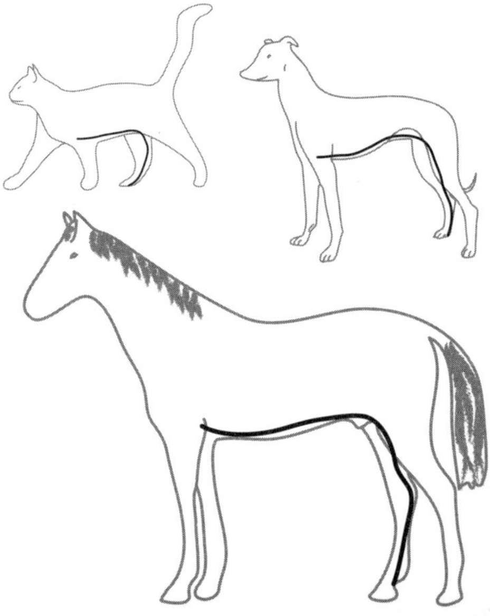

19 bis 21 Uhr: maximaler Energiefluss Perikard (Yin)

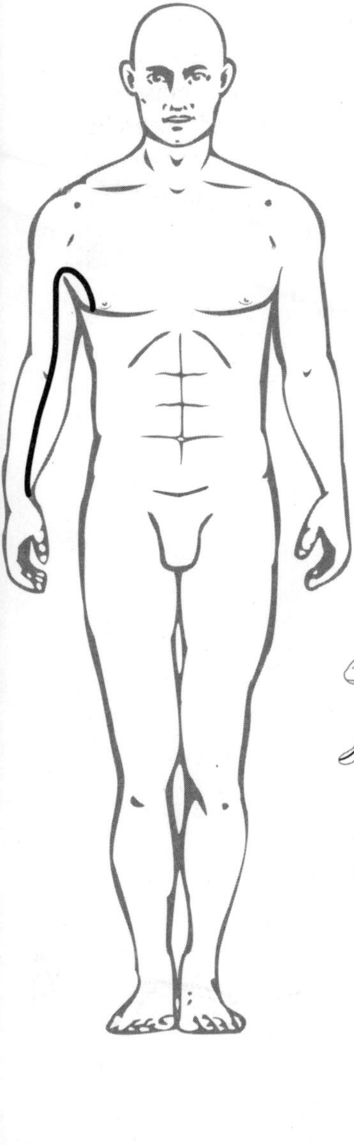

Optimales Zeitfenster für ein harmonisches Herz-Kreislauf-Programm und ein leichtes Sportprogramm; optimale Zeit für (intime) Nähe und sexuelle Aktivitäten

Weitere unterstützende Maßnahmen: den Weg von äußerlicher Aktivität zu innerer Ruhe suchen – mit der stimmigen Atmosphäre (Musik, Meditation, Lesen, Malen etc.)

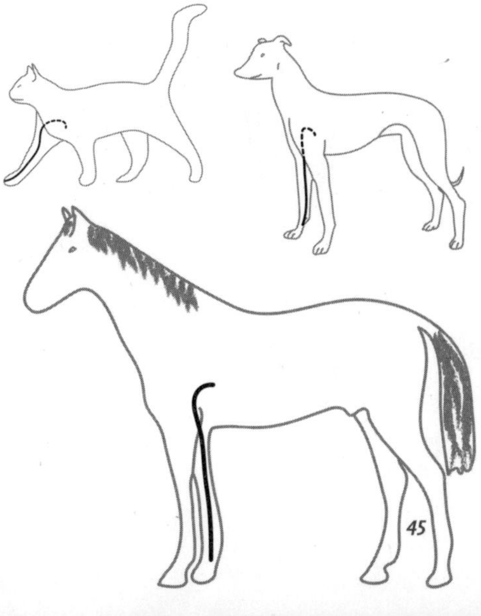

21 bis 23 Uhr: max. Energiefluss Dreifacher Erwärmer (Yang)

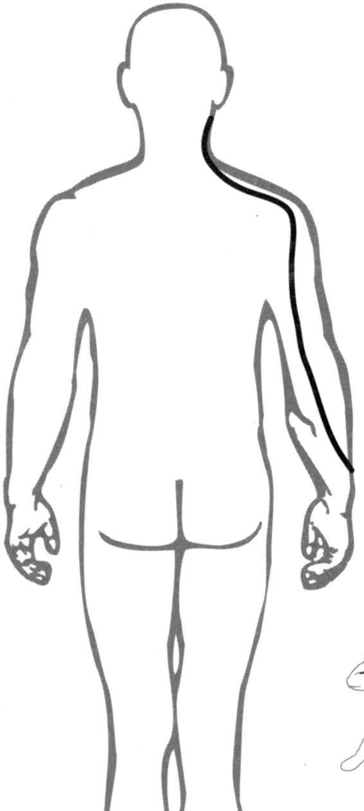

Optimales Zeitfenster für das Einläuten der Nachtruhe, um dem Organismus den ungestörten Wiederaufbau der verbrauchten Körperenergien zu ermöglichen und ihn nicht durch unnötigen Aktionismus zu behindern; Zeit für den harmonischen Durchfluss zwischen oberem, mittlerem und unterem Energiezentrum

Weitere unterstützende Maßnahmen: auf Essen verzichten, um den Organismus um diese Uhrzeit nicht mehr zusätzlich zu belasten

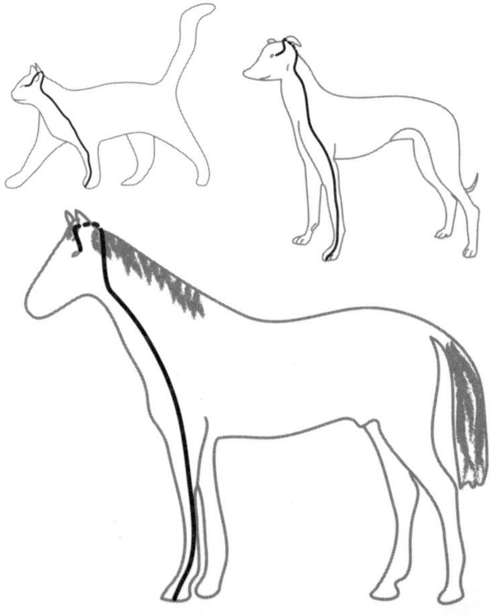

23 bis 1 Uhr: maximaler Energiefluss Gallenblase (Yang)

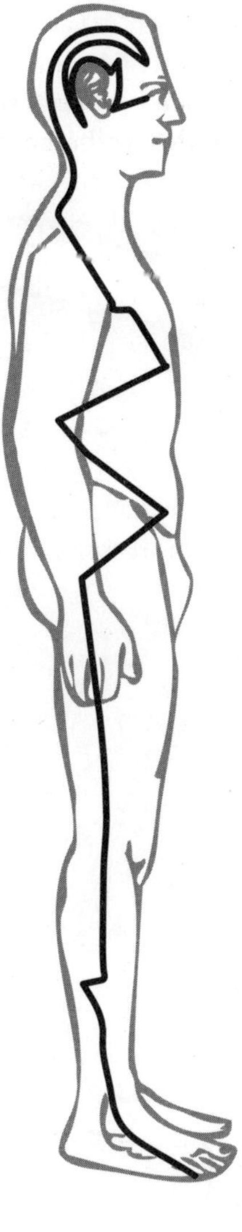

Optimales Zeitfenster für regenerierenden Schlaf und angenehme Träume

Weitere unterstützende Maßnahmen: Sorgen Sie für eine ruhige Umgebung. Licht oder Lärm, starke Gerüche, bei empfindlichen Menschen auch Elektrosmog können dafür sorgen, dass der Schlaf unruhig wird und sich der Organismus nicht ausreichend erholen kann.

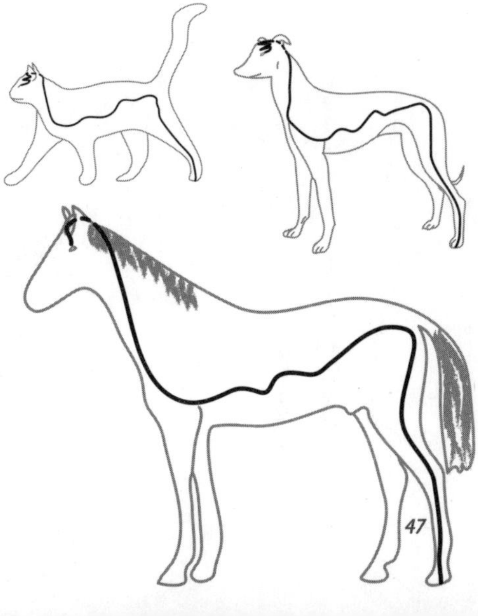

1 bis 3 Uhr: maximaler Energiefluss Leber (Yin)

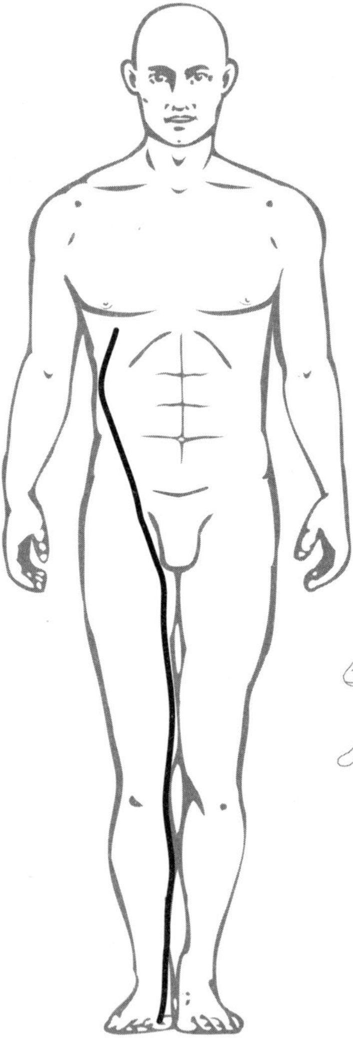

Optimales Zeitfenster für regenerierenden Schlaf und angenehme Träume sowie für Fantasien und Problemlösung im Schlaf; freies Fließen der Energie

Weitere unterstützende Maßnahmen: Sie können Ihrer Leber helfen, indem Sie tagsüber pfleglich mit ihr umgehen. Genießen Sie Alkohol nur in Maßen, nehmen Sie Artischocken- oder Mariendistelpräparate ein, legen Sie gelegentlich einen warmen Leberwickel an. Gerade wenn Sie Medikamente einnehmen müssen, ist die Leberpflege sehr wichtig.

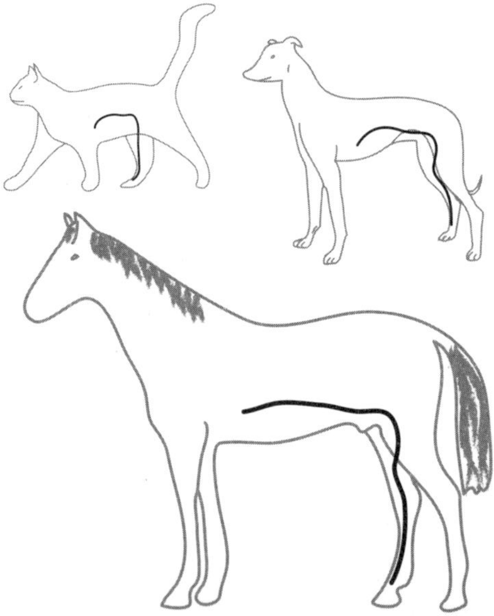

3 bis 5 Uhr: maximaler Energiefluss Lunge (Yin)

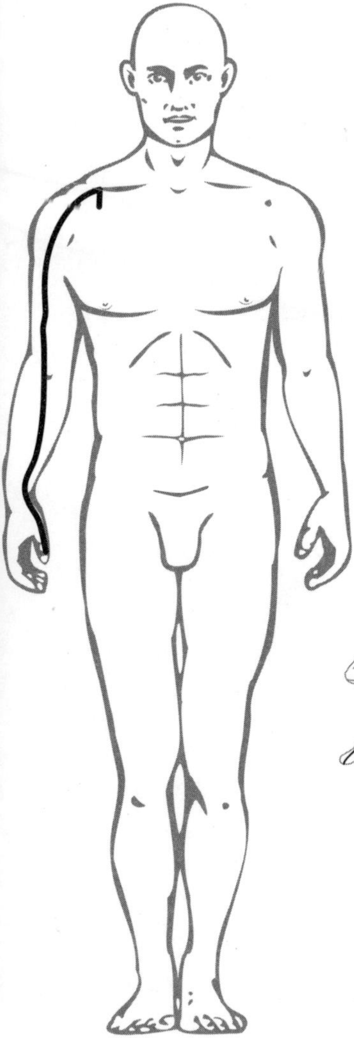

Optimales Zeitfenster für regenerierenden Schlaf und angenehme Träume; steigert die Abwehrkraft und hilft, Wichtiges von Unwichtigem zu trennen

Weitere unterstützende Maßnahmen: Sorgen Sie für eine gute Belüftung Ihres Schlafplatzes; machen Sie vor dem Schlafengehen Atemübungen an frischer Luft, damit die Lunge noch einmal gut durchlüftet wird. Tagsüber bietet sich ein Spaziergang im Grünen an. Außerdem sei hier die Schädlichkeit des Rauchens noch einmal in Erinnerung gerufen.

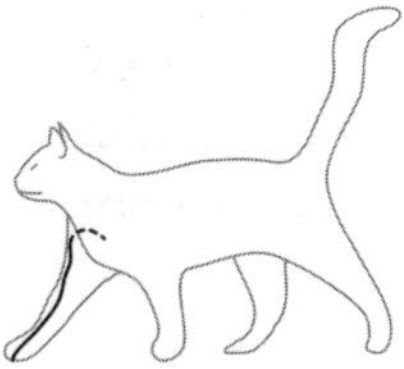

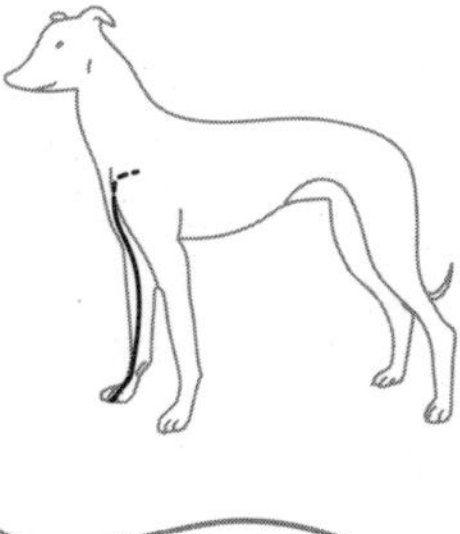

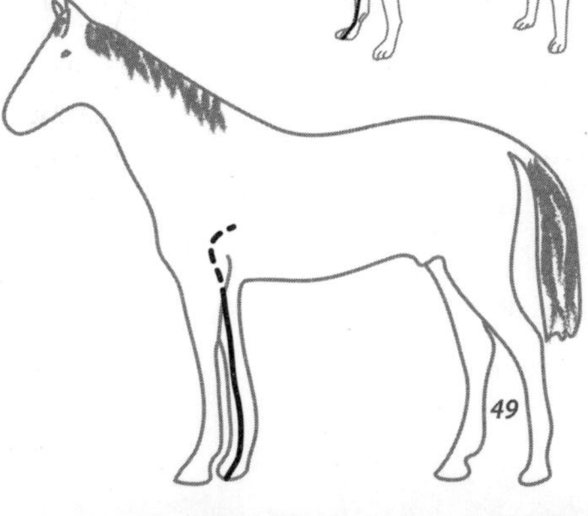

Das Leben (wieder) in Fluss bringen

Der geregelte Ablauf dieser Organuhr zeigt gleichzeitig, dass wir diese inneren Vorgänge nicht willkürlich verändern, aufhalten oder umpolen können.

Das Phänomen des Jetlags nach Interkontinentalflügen über verschiedene Zeitzonen kennt fast jeder, und alle Menschen, die Nachtarbeit verrichten (müssen), können ein schmerzhaftes Lied davon singen: Hier wird der innere Rhythmus durch äußere Zwänge nachhaltig gestört.

Das Phänomen eines „gestörten" Flusses können wir übrigens auch sehr gut in der Natur beobachten. Kinder haben ja einen Heidenspaß, den normalen Verlauf eines Baches mit Steinen oder sonstigen Gegenständen zu stauen, zu manipulieren oder gar umzuleiten. Weniger lustig ist es, wenn der Über-Fluss des Hochwassers zerstörerische Kräfte annimmt und Schaden anrichtet. Wir müssen heute immer öfter schmerzhaft erkennen, dass die Eingriffe des Menschen in natürliche „Abläufe" unüberschaubare und katastrophale Folgen annehmen können.

Nichts anderes geschieht beim Menschen selbst, wenn er Raubbau mit seiner „Natur", seiner Gesundheit betreibt. Hier ist es genauso wichtig, in den Fluss des eigenen Lebens zurückzukehren, Stockungen und Blockaden zunächst zu erkennen, wahrzunehmen und schließlich zu beseitigen und aufzulösen.

Tag und Nacht

Ein Aktivieren der Meridiane hilft dem Organismus bei seiner „vorprogrammierten" inneren Tätigkeit, auch der nächtlichen.

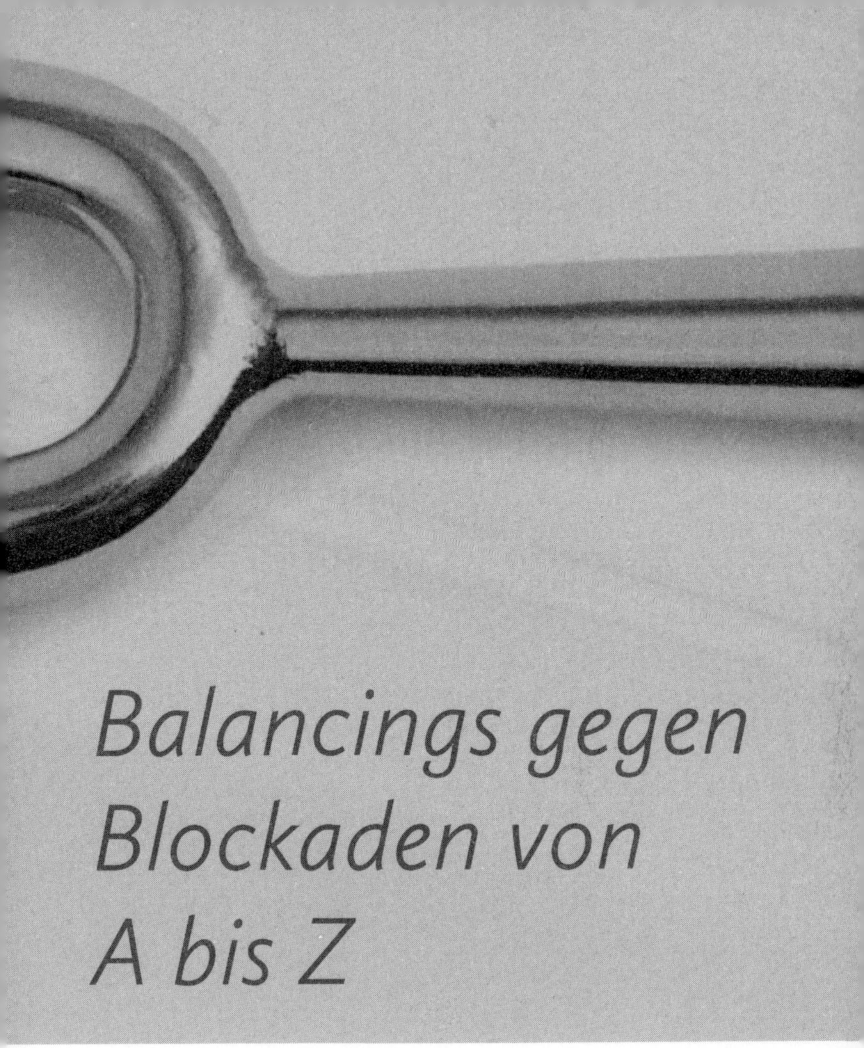

Balancings gegen Blockaden von A bis Z

Bei den folgenden Balancings müssen nicht immer alle der genannten Punkte bei Ihnen persönlich zur Anwendung kommen. Probieren Sie stets aus, welcher Punkt Ihnen guttut. Manchmal reichen auch zwei bis drei Punkte/Zonen aus. Sie können die Wirkung des Balancings intensivieren, indem Sie beim Einschwingen die Augen schließen.

AD(H)S

AD(H)S ist zu einer Art Volkskrankheit geworden und wird (allzu) häufig schon bei kleinen Kindern mit Amphetaminen (z.B. Ritalin) „behandelt“. Die hier angebotenen Wirkpunkte wollen dabei helfen, eine stimmige Beziehung zu Körper, Geist und Seele einzuschwingen – ohne Medikamente. Die Erfahrung in der Praxis zeigt „beruhigende“ Ergebnisse bei der Behandlung von AD(H)S-Kindern und -Erwachsenen.

Körperliche und seelische Symptome

Plan- und rastlose Aktivität, Hypermotorik, unberechenbares (Sozial-)Verhalten, emotionale Instabilität, Wutanfälle, geringe Frustrationstoleranz, Schusseligkeit, Konzentrationsstörungen, Vergesslichkeit, überhastetes Sprechen, geringes Selbstbewusstsein

Symbolische Bedeutung der Blockade

Innerer (Leistungs-)Druck; Reizüberflutung und körperliche Unruhe toben sich aus; „Sturm und Drang-Zeit“ des Menschen, Hyperaktivität als Spiegelbild unseres sprunghaften und unsteten modernen Lebens, Provokation der Strukturen

Bewusste Bearbeitung

Für körperliche Erschöpfung sorgen; bewusster Umgang mit Fremdbestimmung und aggressiven, egoistischen und überfordernden Trends der Leistungsgesellschaft; aktiv von den Möglichkeiten dieser „ver-rückten“ Zeit Gebrauch machen, den eigenen Rhythmus finden, zulassen und genießen

Stimmige Wirkpunkte zur Linderung der Blockade

Kopf (→ Übersicht hinten)

105 *Zusammenkunft aller Leitbahnen (Lenkergefäß 20)*
- → **Zone:** auf der Mitte des Schädeldaches am höchsten Scheitelpunkt, in einer kleinen Mulde auf dem Mittelpunkt der Verbindungslinie zwischen beiden Ohrenspitzen
- → **Wirkung:** sinnvoll vor allem gegen Nervosität, Unruhezustände, Verspannungen und Schwindel

108 *Versammlungshalle des Windes (Lenkergefäß 16)*
- → **Zone:** auf der Mittellinie des Hinterkopfes, in der großen Vertiefung unterhalb der Schädelbasis
- → **Wirkung:** hilfreich gegen Unruhezustände, Rastlosigkeit, Überdrehtheit, Schwindelgefühle und seelische Verstimmungen

Körpervorderseite (→ Übersicht vorn)

8 *Tor einer Periode (Leber 14)*
- → **Zone:** auf einer senkrechten Linie unterhalb der Brustwarzen, etwa auf Höhe des Brustbeinendes
- → **Wirkung:** wirksamer Punkt, um Stagnationen zu überwinden und zu beseitigen

Hände (→ Übersicht hinten)

59 *Hinterer Wasserlauf (Dünndarm 3)*
- → **Zone:** an der Handaußenkante, am Übergang zwischen rotem und weißem Fleisch – an dem kleinen Hautwulst, der sich bei leichtem Faustschluss bildet
- → **Wirkung:** sinnvoll zur Beruhigung und Entspannung, hilft bei der Klärung des Geistes

61 *Pforte der Geisteskraft (Herz 7)*
→ **Zone:** am Ende der Handgelenksbeugefalte, auf der Seite des kleinen Fingers
→ **Wirkung:** hilft gegen Herzklopfen, Furcht, Nervosität, Prüfungsangst, Vergesslichkeit; sorgt für einen harmonischen Energiefluss

Beine (→ Übersicht hinten)

85 *Zwischenraum des Gehens (Leber 2)*
→ **Zone:** in der „Schwimmhaut" zwischen dem großen und dem zweiten Zeh
→ **Wirkung:** sinnvoll gegen leichte Reizbarkeit und krampfartige Attacken

Weitere Behandlungsmöglichkeiten finden Sie bei „Entspannter Schlaf" (→ S. 163) und „Tragfähige Stabilität" (→ S. 173).

Allergien

Es ist unmöglich, allen Allergiesymptomen an dieser Stelle gerecht zu werden. Auch kann die Phonophorese Allergien nicht heilen, aber sie ist ein wirksames System zur Linderung vielfältiger Symptome allergischer Reaktionen. Die vorgeschlagenen Wirkpunkte (= Energiepunkte) helfen dem Körper (bei auftretenden Reaktionen durch Nahrungsmittel, Pflanze, Tier, Medikamente, Umwelt etc.) bei der Harmonisierung und Stabilisierung wie auch bei der Vorbeugung und Aktivierung der Selbstheilungskräfte.

Vielfach werden auch Unverträglichkeiten als Allergie bezeichnet, auch wenn es sich im eigentlichen Sinne nicht um Allergien handelt. Auch in diesem Fall wehrt sich das System gegen bestimmte Dinge, und wir können die Reaktionen wieder in geordnete Bahnen lenken.

Körperliche und seelische Symptome

Schwindel, Heuschnupfen, Atembeschwerden, Juckreiz, Fieber, Energiemangel, Magenkrämpfe, gereizte Schleimhäute, aufgequollene Augen, depressive Verstimmung, Ausschlag und Hautreaktionen

Symbolische Bedeutung der Blockade

Sich gegen etwas sträuben; „gegen etwas oder jemanden allergisch sein"; Konflikt zwischen hoher (unterdrückter) Aggression und hoher Sensibilität, Ablehnung bestimmter Anteile der Welt und Überreaktion in der Bekämpfung der Allergene auf symbolischer Ebene; unbewusste Ablehnung von Liebe und Sexualität

Bewusste Bearbeitung

Erkennen, dass das Feindliche auch in uns selbst steckt; die Symbolik der Allergene verstehen und sie freiwillig und bewusst ins eigene Leben hereinlassen, statt sie allergisch zu bekämpfen; eigene Lust und Liebesfähigkeit offen und offensiv annehmen; Liebe neu entdecken; den Körper „auspowern“, damit in der Folge der Geist (immer) ruhiger und entspannter werden kann

Stimmige Wirkpunkte zur Linderung der Blockade

Kopf (→ Übersicht hinten)

91 *Zusammengelegter Bambus (Blase 2)*
→ **Zone:** am inneren Ende der Augenbrauen
→ **Wirkung:** hilfreich bei Augenaffektionen

92 *Empfangen der Wohlgerüche (Dickdarm 20)*
→ **Zone:** am unteren Rand des Nasenflügels, am tiefsten Punkt zwischen Nasenflügel und Wange
→ **Wirkung:** hilfreich bei Nasenaffektionen

95 *Ohrpunkt Allergie (Extrapunkt KH 6)*
→ **Zone:** Ohrmuschel seitlich zum Kopf hin falten. Am oberen Knick befindet sich der Allergiepunkt.
→ **Wirkung:** Linderung der Symptome

107 *Tore des Bewusstseins (Gallenblase 20)*
→ **Zone:** unterhalb der Schädelbasis, auf beiden Seiten in der Vertiefung zwischen den senkrechten Nackenmuskeln
→ **Wirkung:** hilfreich gegen Kopfschmerzen, Reizbarkeit, Schwindelgefühle, innere Unruhe sowie allergische Reaktion und depressive Verstimmung

Körpervorderseite (→ Übersicht vorn)

❹ *Elegante Villa (Niere 27)*
→ **Zone:** in der Vertiefung unterhalb des Schlüsselbeins, neben dem Brustbein
→ **Wirkung:** hilfreich bei Allergien mit Druckgefühl (vor allem in der Brust), Atembeschwerden und Hustenreaktionen

Körperrückseite (→ Übersicht vorn)

㊸ *Gekrümmter Teich (Dickdarm 11)*
→ **Zone:** am oberen äußeren Ende der Ellenbogenfalte auf der Daumenseite
→ **Wirkung:** lindert entzündliche Reaktionen und Prozesse (Juckreiz, Nesselsucht, Fieber)

Hände (→ Übersicht hinten)

㊺ *Äußeres Passtor (Dreifacher Erwärmer 5)*
→ **Zone:** drei Fingerbreit oberhalb der Handgelenksfalte, auf der Oberseite des Unterarms zwischen Elle und Speiche
→ **Wirkung:** anzuwenden bei allen allergischen Reaktionen, steigert das körpereigene Immunsystem

Weitere Behandlungsmöglichkeiten finden Sie bei „Klarer Kopf“ (→ S. 139), „Befreite Atmung“ (→ S. 144) und „Stabiles Immunsystem“ (→ S. 168).

Angst

Körperliche und seelische Symptome

Sich wie zugeschnürt fühlen; nervöse Anspannung, Hektik, negativer Stress, Verkrampfungen und Versteifungen (z.B. im Nacken), Erschöpfung, Schlafstörungen, Druckgefühl (vor allem im Kopf), übermüdete oder angeschwollene Augen, nervöser Magen, Herzklopfen, emotionales Ungleichgewicht, depressive Verstimmung, Panik

Symbolische Bedeutung der Blockade

Enge (lat. angustus = eng) beherrscht den Alltag; der freie Fluss des gesamten Lebens ist eingeschränkt; im seelischen Bereich (enge und starre Denkstrukturen bei gleichzeitiger Fluchttendenz) wie auch im körperlichen (z.B. stockender Atem oder gestörter Schlaf)

Wichtig!

Angst ist in unserer Gesellschaft eine weitverbreitete Erscheinung. Sie kann fast jeden überfallen. Dann ist es hilfreich, wenn man diese Energiepunkte zur Linderung kennt. Bei häufig auftretender oder sehr intensiver Angst sollte man auf jeden Fall einen Arzt konsultieren. Dieses Balancing ist nur gegen „normale" Alltagsangst geeignet. Dieses Kriterium gilt für alle in diesem Buch beschriebenen Symptome, denn hinter jeder Blockade kann sich eine weit tiefere Erkrankung zeigen, symbolisch wie die Spitze eines Eisbergs, der darunter verborgen ist.

Bewusste Bearbeitung

Sich auf die Angst so weit und tief einlassen, bis sie ihren Schrecken verliert; der Enge die (geistige) Weite entgegensetzen; seelische und körperliche Lockerungsübungen ausprobieren: offen und frei werden, statt eng und verkrampft bleiben; Konzentration auf das Hier und Jetzt und nicht auf Vergangenheit und Zukunft

Stimmige Wirkpunkte zur Linderung der Blockade

Kopf (→ Übersicht hinten)

105 *Zusammenkunft aller Leitbahnen (Lenkergefäß 20)*

→ **Zone:** auf der Mitte des Schädeldaches, am höchsten Scheitelpunkt, in einer kleinen Mulde auf dem Mittelpunkt der Verbindungslinie zwischen beiden Ohrenspitzen

→ **Wirkung:** sinnvoll vor allem gegen Benommenheit, Unruhezustände, Verspannungen und Schwindel; wirkt besänftigend und entspannend

90 *Punkt des Dritten Auges/6. Chakra (Extrapunkt KH 3)*

→ **Zone:** in der Vertiefung zwischen den Augenbrauen, zwischen Nasenwurzel und der Mitte der Stirn

→ **Wirkung:** Zugang zum „Blick nach innen" (zum Wesentlichen); beruhigt Körper, Geist und Seele, baut Nervosität ab, reguliert ein emotionales Ungleichgewicht

109 *Himmlische Säule (Blase 10)*

→ **Zone:** einen Fingerbreit unterhalb der Schädelbasis, auf den Muskelsträngen, jeweils ein Fingerbreit links und rechts der Wirbelsäule

→ **Wirkung:** gut geeignet bei Stress, Schlafproblemen, Druckgefühl im Kopf und Augen, Erschöpfung

Körpervorderseite (→ Übersicht vorn)

⑦ *Meisterpunkt des Chi (Konzeptionsgefäß 17)*
- → **Zone:** etwas unterhalb der Mitte des Brustbeines
- → **Wirkung:** vor allem hilfreich für die Reduzierung von Nervosität, innerer Unruhe und Ängstlichkeit; Linderung von depressiven Verstimmungen; beruhigt Körper, Geist und Seele

⑬ *Das kleine Meer (Herz 3)*
- → **Zone:** am äußeren Ende der Ellenbogenfalte, auf der Kleinfingerseite
- → **Wirkung:** schenkt Lebensfreude

⑫ *Gekrümmter Sumpf (Perikard 3)*
- → **Zone:** in der Ellenbogenfalte, ein Daumenbreit von der Mitte in Richtung Kleinfingerseite
- → **Wirkung:** hilfreich gegen nervöse Magenverstimmungen, Schmerzen in Brust, Arm und Ellbogen

Hände (→ Übersicht hinten)

㊳ *Passtor des Inneren (Perikard 6)*
- → **Zone:** drei Fingerbreit oberhalb der Handgelenksfalte, in der Mitte der Innenseite des Unterarms
- → **Wirkung:** anzuwenden bei nervöser Übelkeit, Magenschmerzen und Verdauungsbeschwerden, ängstlichem Herzklopfen und Gelenkschmerzen

(61) *Pforte der Geisteskraft (Herz 7)*
- → **Zone:** am Ende der Handgelenksbeugefalte, auf der Seite des kleinen Fingers
- → **Wirkung:** hilft gegen Furcht, Nervosität, Prüfungsangst, Vergesslichkeit

Bauchschmerzen, Blähungen und Verstopfung

Körperliche und seelische Symptome

Schmerzen in Bauch und in der Magengegend, Übelkeit bis hin zum Erbrechen, Blähbauch, Druckschmerzen und Völlegefühl, Bauchkrämpfe, Zwicken, Brennen, Stechen, seltener Stuhlgang, mühsames Entleeren

Symbolische Bedeutung der Blockade

Das Heruntergeschluckte ist nur schwer verdaulich; etwas „in sich hineinfressen"; etwas Ungesundes zu sich nehmen; „auf den Bauch hören"; etwas „schlägt einem auf den Magen"; Dampf „hinten herum ablassen"; etwas nicht hergeben wollen; sich mit Unbrauchbarem (auch Seelischem) belasten

Bewusste Bearbeitung

Qualität und Quantität der „Lebensmittel" bewusst überprüfen; sinnlicher Genuss statt unsinniger Völlerei; die Bedeutung des Bauches für das seelische Befinden erkennen; den (seelischen) Druck rechtzeitig ablassen; sich ausdrücken und mit Worten stänkern; lernen, zu behalten, was man braucht, und loszulassen, was unbrauchbar geworden ist

Stimmige Wirkpunkte zur Linderung der Blockade

Die umseitig aufgeführten Punkte eignen sich zur Harmonisierung und Entkrampfung des Verdauungstrakts sowie zur Kräftigung und Stabilisierung des gesamten Organismus.

Körpervorderseite (→ Übersicht vorn)

❽ *Tor einer Periode (Leber 14)*
→ **Zone:** auf einer senkrechten Linie unterhalb der Brustwarzen, etwa auf Höhe des Brustbeinendes
→ **Wirkung:** hilfreich gegen Verdauungsstörungen, Blähungen und Schmerzen, löst Verstopfung

⓰ *Mittlere Magengrube (Konzeptionsgefäß 12)*
→ **Zone:** auf der Mittellinie des Körpers vorn, in der Mitte zwischen Brustbeinende und Nabel
→ **Wirkung:** sinnvoll gegen Bauch- und Magenschmerzen, Unterleibskrämpfe, Verdauungsbeschwerden und Sodbrennen

⓲ *Türangel des Himmels (Magen 25)*
→ **Zone:** drei Fingerbreit seitlich des Bauchnabels
→ **Wirkung:** gut geeignet gegen Schmerzen und Zusammenballungen im Unterleib, Durchfall, Bauchschmerzen, Darminfekt

⓴ *Meer der Energie (Konzeptionsgefäß 6)*
→ **Zone:** Teilt man die Strecke vom Nabel bis zur Schambeinoberkante in fünf gleiche Teile, liegt dieser Punkt etwa ein Fünftel vom Nabel nach unten entfernt.
→ **Wirkung:** vor allem gegen Verdauungsprobleme, Blähungen und Verstopfung

㉘ *Dritter Weiler am Fuß (Magen 36)*
→ **Zone:** vier Fingerbreit unterhalb der Kniescheibe, am Bein außen
→ **Wirkung:** stabilisiert und kräftigt den ganzen Körper, hilft gegen Bauchschmerzen, Magenschmerzen und Verdauungsschwäche

㉙ *Üppige Fülle (Magen 40)*
→ **Zone:** auf der halben Strecke einer Linie vom seitlichen Knie (Hosennaht) zum Außenknöchel
→ **Wirkung:** hilft gegen Aufgedunsenheit und innere Unbeherrschheit

Körperrückseite (→ Übersicht vorn)

㊻ *Pforte der Lebensbestimmung (Lenkergefäß 4)*
→ **Zone:** Wirbelsäule auf Höhe des dritten Lendenwirbels (etwa auf Höhe der Taille)
→ **Wirkung:** gegen Müdigkeit und Leistungsschwäche generell und des Darmes im Besonderen

㊼ *Transportpunkt des Dickdarms (Blase 25)*
→ **Zone:** auf Höhe des Beckenkamms, zwei Fingerbreit seitlich der Wirbelsäule
→ **Wirkung:** vor allem gegen aufgetriebenen Unterleib und Verstopfung

Hände (→ Übersicht hinten)

63 *Passtor des Inneren (Perikard 6)*
→ **Zone:** drei Fingerbreit oberhalb der Handgelenksfalte, in der Mitte der Innenseite des Unterarms
→ **Wirkung:** anzuwenden bei nervöser Übelkeit, Ängstlichkeit, Magenschmerzen und Verdauungsbeschwerden, reguliert die Zirkulation des Chi im mittleren Energiefeld

56 *Vereinte Täler (Dickdarm 4)*
→ **Zone:** bei angelegtem Daumen auf dem Muskelwulst, der sich am Daumengrundgelenk bildet
→ **Wirkung:** hilfreich gegen Druck, Schmerz und Lähmungen, harmonisiert den Energiefluss

59 *Hinterer Wasserlauf (Dünndarm 3)*
→ **Zone:** an der Handaußenkante, am Übergang zwischen rotem und weißem Fleisch, an dem kleinen Hautwulst, der sich bei leichtem Faustschluss bildet
→ **Wirkung:** gut geeignet gegen Übelkeit, Blähungen und Spasmen

Beine (→ Übersicht hinten)

67 *Kreuzung der drei Yin-Leitbahnen (Milz 6)*
→ **Zone:** vier Fingerbreit über dem höchsten Punkt des inneren Fußknöchels, am Innenrand des Schienbeins
→ **Wirkung:** stabilisiert nervöse Spannungen im Unterleib, löst Blockaden im Verdauungstrakt, sorgt für einen harmonischen Energiefluss

83 *Mächtige große Straße (Leber 3)*
→ **Zone:** auf dem Fußrücken zwischen dem großen und dem zweiten Zeh, in der Vertiefung zwischen den Knochen (etwa drei Fingerbreit vom äußeren Ende der „Schwimmhaut" entfernt)
→ **Wirkung:** zeigt krampflösende Wirkung und hilft gegen Anspannungen

72 *Das größte Weiße (Milz 3)*
→ **Zone:** am Fußgewölbe einen Daumenbreit hinter dem Fußballen, auf der Seite des großen Zehs (am Übergang zwischen weißem und rotem Fleisch)
→ **Wirkung:** harmonisiert den Magen, ordnet die Mitte und stärkt die Milz

Weitere Behandlungsmöglichkeiten finden Sie bei „Wohltuende Verdauung" (→ S. 148).

Beinschwere, Knie- und Fußschmerzen

Körperliche und seelische Symptome

Schmerzen beim Stehen, Schweregefühl, Anschwellen der Fußgelenke, Schmerzen in den Unterschenkeln, Knieschmerzen, „dicke" Knie, Schmerzen in Fußgelenken und Füßen, geschwollene Knöchel. Das Vorankommen im Leben bereitet Schwierigkeiten und Schmerzen; dies kann auch ein Zeichen für fehlende Flexibilität im geistigen und seelischen Bereich sein. Hier gilt: Verwurzelung und Standhaftigkeit sind durchaus positiv, solange sie nicht zu Sturheit und Starrheit mutieren.

Symbolische Bedeutung der Blockade

Schwerfälligkeit und Plumpheit, Fortbewegung fällt schwer; Stau des abgesackten (Seelen-)Wassers; man geht in die Knie und der Übergang zwischen oben und unten schmerzt; die Wurzeln – die Füße stehen für unsere Verwurzelung – tun weh, man hat Schwierigkeiten, zu sich zu stehen, den eigenen Standpunkt zu vertreten

Bewusste Bearbeitung

Innehalten, um neue Wege zu erschließen und das eigene Leben und Weiterkommen zu überdenken; sich mit oben und unten (verschiedene Möglichkeiten des eigenen Lebensweges) auseinandersetzen; Demut zeigen, seinen Platz und seine Verwurzelung (auch im seelischen Bereich finden); Standhaftigkeit zeigen; in Bewegung kommen; leichten Schrittes Neues wagen; seinen Standpunkt vertreten, dabei aber nicht die nötige Flexibilität verlieren

Stimmige Wirkpunkte zur Linderung der Blockade

Körpervorderseite (→ Übersicht vorn)

㉕ *Meer des Blutes (Milz 10)*
→ **Zone:** bei gebeugtem Knie zwei Daumen breit oberhalb der inneren, oberen Kniescheibenecke
→ **Wirkung:** hilfreich bei allen Arten von Kniebeschwerden

㉗ *Kalbsnase (Magen 35)*
→ **Zone:** unterhalb der Kniescheibe, in der äußeren Vertiefung
→ **Wirkung:** vor allem bei steifem Knie, Knie- und Fußschmerzen sowie Rheumatismus

㉘ *Dritter Weiler am Fuß (Magen 36)*
→ **Zone:** vier Fingerbreit unter der Kniescheibe, am Bein außen
→ **Wirkung:** stabilisiert und kräftigt den gesamten Körper

㉚ *Befreiter Wasserlauf (Magen 41)*
→ **Zone:** auf dem Fußrücken, in der Mitte des Sprunggelenkes
→ **Wirkung:** bei Schwellung und Schmerzen von Fuß und Knie

Körperrückseite (→ Übersicht vorn)

㊷ *Mitte des Staugewässers (Blase 40)*
→ **Zone:** in der Mitte der Kniegelenksfalte
→ **Wirkung:** gut geeignet gegen Steifigkeit, Arthritis, Knie- und Rückenschmerzen

Beine (→ Übersicht hinten)

70 *Beleuchtetes Meer (Niere 6)*
→ **Zone:** einen Fingerbreit unterhalb des Innenknöchels
→ **Wirkung:** gut geeignet bei geschwollenen Knöcheln und Schmerzen in Ferse und Knöchel

66 *Quelle am Yin-Hügel (Milz 9)*
- → **Zone:** Am Ende der Kniegelenksfalte innen, dann zwei Fingerbreit nach vorn
- → **Wirkung:** bei Spannung in Knie und Beinen, bei Krämpfen, Krampfadern sowie geschwollenen Knien

77 *Ursprung der emporziehenden Yang-Leitbahn (Blase 62)*
- → **Zone:** direkt unter dem Außenknöchel
- → **Wirkung:** optimal gegen Schmerzen und Schwellungen in Fuß und Knöchel sowie Lähmungsgefühl

75 *Olympus (Blase 60)*
- → **Zone:** in der Vertiefung zwischen dem äußeren Fußknöchel und der Achillessehne
- → **Wirkung:** optimal bei geschwollenen Füßen, Knöchelschmerzen und Rheumatismus der Fußgelenke

73 *Quelle am Yang-Hügel (Gallenblase 34)*
- → **Zone:** in einer Mulde vor und unter dem Köpfchen des Wadenbeins, seitlich unterhalb des Knies
- → **Wirkung:** hilfreich gegen Blockaden des Energieflusses mit Lähmung und Schmerzen

76 *Feld am Hügel (Gallenblase 40)*
- → **Zone:** in der großen Vertiefung unmittelbar vor und unter dem äußeren Fußknöchel
- → **Wirkung:** hilfreich bei Verstauchungen, Zehenkrämpfen und Ischiasschmerzen, die seitlich zum Fuß ziehen

88 *Emporsprudelnde Quelle (Niere 1)*
- → **Zone:** mittig auf der Fußsohle in einer Mulde, die beim Beugen der Zehen entsteht
- → **Wirkung:** gut geeignet bei Verspannungen und Schmerzen, vor allem der Fußsohlen

Bettnässen

Körperliche und seelische Symptome

Unkontrolliertes Wasserlassen; die Blase entleert sich willkürlich und unbewusst.

Symbolische Bedeutung der Blockade:

Nachts Druck ablassen, wenn die (bewusste) Kontrolle nachlässt; Druck zurückgeben, der tagsüber empfangen wurde; „unteres" Weinen, oft mit zugrunde liegender Mutterproblematik

Bewusste Bearbeitung

Sich den alltäglichen Druck (des Kindes) bewusst machen; hinter dem Druck die Angst spüren und wahrnehmen; schon tagsüber Freiräume und Ventile zur Entspannung schaffen; lernen, mit eigenen Emotionen (bewusst und achtsam) umzugehen

Stimmige Wirkpunkte zur Linderung der Blockade

Körpervorderseite (→ Übersicht vorn)

㉒ *Angelpunkt aller Ursprünge (Konzeptionsgefäß 4)*

→ **Zone:** Teilt man die Strecke vom Nabel bis zur Schambeinoberkante in fünf gleiche Teile, liegt dieser Punkt zwei Fünftel vom Schambeinrand entfernt.

→ **Wirkung:** stärkt den normalen Ablauf des Wasserlassens, kräftigt den gesamten Körper und damit die Gesundheit

(28) *Dritter Weiler am Fuß (Magen 36)*
- **Zone:** vier Fingerbreit unterhalb der Kniescheibe, am Bein außen
- **Wirkung:** beugt Störungen vor, stabilisiert und kräftigt den gesamten Körper, sorgt für einen harmonischen Fluss

Körperrückseite (→ Übersicht vorn)

(50) *Zustimmungspunkt der Harnblase (Blase 28)*
- **Zone:** drei Fingerbreit vom Ende der Gesäßfalte schräg nach oben (im Winkel von 45 Grad)
- **Wirkung:** bei Störungen im Blasenbereich

Beine (→ Übersicht hinten)

(67) *Kreuzung der drei Yin-Leitbahnen (Milz 6)*
- **Zone:** vier Fingerbreit über dem höchsten Punkt des inneren Fußknöchels, am Innenrand des Schienbeins
- **Wirkung:** stabilisiert nervöse Spannungen im Unterleib, löst Blockaden im Verdauungstrakt

(69) *Mächtiger Wasserlauf (Niere 3)*
- **Zone:** drei Fingerbreit oberhalb des Innenknöchels, etwas nach hinten am Vorderrand der Achillessehne
- **Wirkung:** hilfreich für eine gesunde Funktion von Niere und Blase, stärkt das Nierensystem

(86) *Punkt, der das Yin eindringen lässt (Gallenblase 44)*
- **Zone:** im äußeren Nagelwinkel des vierten Zehs
- **Wirkung:** wirkt besänftigend und motiviert das „innere" Loslassen

Weitere Behandlungsmöglichkeiten finden Sie bei „Wohltuende Verdauung" (→ S. 148) und „Aufbauende Vitalität" (→ S. 178).

Blasen- und Prostatabeschwerden

Körperliche und seelische Symptome

Brennender Schmerz beim Wasserlassen, häufiger Harndrang (oft mit wenig Urin), ständiger Druck, unkontrolliertes Urinabsondern, schwacher Harnstrahl, Restharnbildung

Symbolische Bedeutung der Blockade

Schmerzhafter Konflikt ums Loslassen; drängende Gefühle zurückhalten, sich den äußeren Druck (nur noch) über die Blase bewusst machen; innerer Konflikt zwischen Loslassen und Behalten; Kampf um die eigene Sexualität

Bewusste Bearbeitung

Den seelischen Druck bearbeiten und loslassen; den wirklich brennenden Bedürfnissen des Lebens nachspüren; Seelenwasser auf allen Ebenen (nicht nur über die Blase) fließen lassen; Annäherung an den weichen, weiblichen Pol; loslassen können und sich eine neue Männlichkeit erarbeiten

Stimmige Wirkpunkte zur Linderung der Blockade

Körpervorderseite (→ Übersicht vorn)

㉔ *Gekrümmter Knochen (Konzeptionsgefäß 2)*
- → **Zone:** auf der vorderen Mittellinie des Körpers, am Schambeinrand
- → **Wirkung:** hilfreich bei Störungen beim Wasserlassen und Inkontinenz, Schmerzen im Unterbauch

23 *Mittlerer Pol (Konzeptionsgefäß 3)*
- **Zone:** Teilt man die Strecke vom Nabel bis zur Schambeinoberkante in fünf gleiche Teile, liegt dieser Punkt ein Fünftel vom Schambeinrand entfernt.
- **Wirkung:** hilfreich gegen Unterleibsschmerzen und Störungen beim Wasserlassen

Körperrückseite (→ Übersicht vorn)

50 *Zustimmungspunkt der Harnblase (Blase 28)*
- **Zone:** drei Fingerbreit vom Ende der Gesäßfalte schräg nach oben (im Winkel von 45 Grad)
- **Wirkung:** bei Schmerzen im Blasenbereich sowie bei dunklem oder spärlichem Urin

Beine (→ Übersicht hinten)

67 *Kreuzung der drei Yin-Leitbahnen (Milz 6)*
- **Zone:** vier Fingerbreit über dem höchsten Punkt des inneren Fußknöchels, am Innenrand des Schienbeins
- **Wirkung:** stabilisiert nervöse Spannungen im Unterleib, sorgt für einen harmonischen Energiefluss

68 *Wiederkehr des Flusses (Niere 7)*
- **Zone:** drei Fingerbreit oberhalb des Innenknöchels, etwas nach hinten am Vorderrand der Achillessehne
- **Wirkung:** herausragender Punkt zur Stärkung des Nierenfunktionskreises

69 *Mächtiger Wasserlauf (Niere 3)*
- **Zone:** in der Mitte zwischen Innenknöchel und Achillessehne
- **Wirkung:** hilfreich für eine gesunde Funktion von Niere und Blase, stärkt das Nierensystem

Die folgenden Punkte können nacheinander eingeschwungen werden. Sie tragen alle vier zur Linderung von Blasenbeschwerden und Krämpfen bei.

79 *Adler, die sich verdoppeln (Blase 64)*
→ **Zone:** etwa ein Fingerbreit hinter der Mitte des Fußaußenrandes, an der Grenze zwischen weißem und rotem Fleisch, in einer kleinen Mulde in Richtung Zehen

80 *Der geschnürte Knochen (Blase 65)*
→ **Zone:** zwischen Energiepunkt Blase 64 und Blase 66

81 *Tal der Verbreitung (Blase 66)*
→ **Zone:** vor dem Grundgelenk des kleinen Zehs, an der Fußaußenseite zwischen rotem und weißem Fleisch

82 *Das äußerste Yin (Blase 67)*
→ **Zone:** im äußeren Nagelwinkel des kleinen Zehs

Weitere Behandlungsmöglichkeiten finden Sie bei „Befriedigende Sexualität" (→ S. 158) und „Aufbauende Vitalität" (→ S. 178).

Blutdruck (unregelmäßig)

Körperliche und seelische Symptome

Nervosität, überdrehter Motor, Stresssymptome, Überforderungssyndrom, Schweißausbrüche, Schwindel-, Druck- und Ohnmachtsgefühle, Schwächezustände, Lustlosigkeit, Leben auf Sparflamme

Symbolische Bedeutung der Blockade

Sich unter Druck setzen; ständig in Konfliktnähe leben, ohne eine Lösung herbeizuführen; permanente Prüfungssituation, chronische innere Not; sich unersetzlich fühlen, übermenschliche Selbstkontrolle; nicht an die eigenen Grenzen gehen, sich bei Konflikten zurückziehen; Abgeben von Verantwortung, Fehlen von Standhaftigkeit und Aufrichtigkeit; Opferhaltung, Rückzug ins Schneckenhaus, fehlende Spannung im Leben

Bewusste Bearbeitung

Autoritätsprobleme erkennen und bearbeiten; ein mutiges und offensives Leben führen; aus dem Herzen keine Mördergrube machen; sich seinen Wunsch nach Anerkennung eingestehen; den Druck (wieder) nach außen bringen; echte Anspannung statt Schlaffheit, sich den Mangel an Verwurzelung eingestehen; Demut statt Demütigung, Elastizität, Flexibilität, Hingabe an das Leben; das rechte Maß finden: Dieses liegt in der Mitte zwischen Spannung und Ent-Spannung, zwischen Festhalten und Loslassen, wie es uns der gesunde und regelmäßige Atemstrom vormacht.

Stimmige Wirkpunkte zur Linderung der Blockade

Kopf (→ Übersicht hinten)

(90) *Punkt des Dritten Auges/6. Chakra (Extrapunkt KH 3)*
- → **Zone:** in der Vertiefung zwischen den Augenbrauen, zwischen Nasenwurzel und der Mitte der Stirn
- → **Wirkung:** beruhigt Körper, Geist und Seele, baut die Nervosität ab, reguliert ein hormonelles und emotionales Ungleichgewicht

Körpervorderseite (→ Übersicht vorn)

(13) *Das kleine Meer (Herz 3)*
- → **Zone:** am äußeren Ende der Ellenbogenfalte, auf der Kleinfingerseite
- → **Wirkung:** hilfreich gegen Schwindel, Herzschmerzen, Druck in der Leibesmitte

Hände (→ Übersicht hinten)

(60) *Mittlere Straße (Perikard 9)*
- → **Zone:** an der Spitze des Mittelfingers; Empfehlung: Schwingen Sie auch den Bereich links und rechts der Kuppe unter behutsamem Druck mit der Stimmgabel ein.
- → **Wirkung:** gegen Unruhe und Beklemmungszustände, wichtiger Notfallpunkt

(61) *Pforte der Geisteskraft (Herz 7)*
- → **Zone:** am Ende der Handgelenksbeugefalte, auf der Kleinfingerseite
- → **Wirkung:** gegen Unruhe, Kurzatmigkeit und plötzlichen Stimmungsumschwung, gegen Herzklopfen; sorgt für einen harmonischen Energiefluss

62 *Großer Erdhügel (Perikard 7)*

→ **Zone:** in der Mitte der Handgelenksbeugefalte

→ **Wirkung:** Die Aktivierung dieses Punktes schützt vor „aggressiven" Hitzeangriffen.

64 *Großer Wasserschlund (Lunge 9)*

→ **Zone:** am Ende der Handgelenksbeugefalte, an der Daumenseite

→ **Wirkung:** hilfreich gegen Aufregung, Nervosität und innere Unruhe

Weitere Behandlungsmöglichkeiten finden Sie bei „Klarer Kopf" (→ S. 139), „Tragfähige Stabilität" (→ S. 173), „Aufbauende Vitalität" (→ S. 178) und „Harmonische Beziehungen" (→ S. 183).

Depressive Verstimmung

Körperliche und seelische Symptome

Keinerlei Lebensfreude, Antriebslosigkeit, Aggression, die sich gegen sich selbst richtet; Schuld- und Unzulänglichkeitsgefühle, kein Selbstwertgefühl, Gefühlskälte, Appetitlosigkeit, Niedergeschlagenheit, Schlaflosigkeit, allgemeine Schwäche

Symbolische Bedeutung der Blockade

Depression bedeutet, dass etwas unterdrückt oder verdrängt wird: Aggression, Vitalität, Angst vor dem Tod sowie Angst vor dem Leben; fehlender Sinn im Leben; Aufwachen für die eigenen Bedürfnisse; unbewusste Auseinandersetzung mit unterdrückter Wut und Trauer

Bewusste Bearbeitung

Sich mit dem Rhythmus des Lebens aussöhnen (mit dem Verfall, Sterben und Tod und mit der Wiedergeburt der Lebensfreude), das Licht im Dunkeln suchen und finden; seinen eigenen Sinn im Leben finden, mit der Liebe (auch der spirituellen) in Resonanz treten. Wir sollten uns fragen, was uns eng macht und uns die Luft zum freien Atmen nimmt. Dazu ist es notwendig, dass wir uns mutig unserer Angst (lat. angustus = eng) stellen. Wenn wir aufhören zu fliehen, machen wir den Weg frei, neue Horizonte und Weite statt Enge zu erfahren. In diesem Umfeld kann sich die Depression nicht einnisten. Statt Rückzug folgt nun Austausch, Neugier und Offenheit. Voraussetzung hierzu ist immer eine Betrachtung der eigenen „Schattenthemen“.

Stimmige Wirkpunkte zur Linderung der Blockade

Kopf (→ Übersicht hinten)

(105) *Zusammenkunft aller Leitbahnen (Lenkergefäß 20)*
→ **Zone:** auf der Mitte des Schädeldaches am höchsten Scheitelpunkt, in einer kleinen Mulde auf dem Mittelpunkt der Verbindungslinie zwischen beiden Ohrenspitzen
→ **Wirkung:** sinnvoll vor allem gegen Benommenheit, Unruhezustände, Verspannungen und Schwindel, wirkt beruhigend und besänftigend

(90) *Punkt des Dritten Auges/6. Chakra (Extrapunkt KH 3)*
→ **Zone:** in der Vertiefung zwischen den Augenbrauen, zwischen Nasenwurzel und der Mitte der Stirn (das Dritte Auge wird auch „Stirn-Chakra" genannt)
→ **Wirkung:** beruhigt Körper, Geist und Seele; baut Nervosität ab; reguliert bei depressiver Verstimmung hormonelles und emotionales Ungleichgewicht

(109) *Himmlische Säule (Blase 10)*
→ **Zone:** einen Fingerbreit unterhalb der Schädelbasis auf den Muskelsträngen, jeweils ein Fingerbreit links und rechts der Wirbelsäule
→ **Wirkung:** gut geeignet bei Schlafstörungen und Stressproblemen, Druckgefühl im Kopf und in den Augen, bei Erschöpfung und Kummer

Körpervorderseite (→ Übersicht vorn)

(13) *Das kleine Meer (Herz 3)*
→ **Zone:** am äußeren Ende der Ellenbogenfalte, auf der Seite des kleinen Fingers
→ **Wirkung:** aktiviert die Lebensfreude

(28) *Dritter Weiler am Fuß (Magen 36)*
→ **Zone:** vier Fingerbreit unterhalb der Kniescheibe, am Bein außen
→ **Wirkung:** stabilisiert und kräftigt den gesamten Körper, beseitigt Ermüdung und wirkt depressiven Verstimmungen entgegen

Hände (→ Übersicht hinten)

(65) *Wolkenbruch (Lunge 7)*
→ **Zone:** zwei Fingerbreit oberhalb des Endes der Handgelenksbeugefalte, auf der Daumenseite in einer kleinen Vertiefung
→ **Wirkung:** öffnet Blockaden und beengende Zustände, wirkt befreiend

(62) *Großer Erdhügel (Perikard 7)*
→ **Zone:** in der Mitte der Handgelenksfalte innen
→ **Wirkung:** hilfreich gegen Gefühllosigkeit, aktiviert Herztätigkeit und Kreislauf

Weitere Behandlungsmöglichkeiten finden Sie bei „Klarer Kopf" (→ S. 139), „Befreite Atmung" (→ S. 144), „Befriedigende Sexualität" (→ S. 158), „Entspannter Schlaf" (→ S. 163), „Tragfähige Stabilität" (→ S. 173), „Aufbauende Vitalität" (→ S. 178) und „Harmonische Beziehungen" (→ S. 183).

Durchfall

Körperliche und seelische Symptome

Zu häufige und plötzliche Entleerungen des Darminhalts; oft schmerzhaft, gereizter Darm

Symbolische Bedeutung der Blockade

Die Angebote des Lebens nicht annehmen und verwerten; Eindrücke unverdaut durchfallen lassen; „Schiss haben" – „sich vor Angst in die Hosen machen"; „die Hosen (gestrichen) voll haben"; Lebensangst, Mangel an Flexibilität: an allem etwas auszusetzen haben

Bewusste Bearbeitung

Geschehen lassen und ehrlich werden („die Hose runterlassen, statt die Hose voll haben"); „in der Blöße liegt die Größe"; eigene Kritiksucht der Kritik unterziehen; bearbeiten und verarbeiten lernen; loslassen, sich seelisch ausweiten; freiwillig geben und sich beschenken lassen

Stimmige Wirkpunkte zur Linderung der Blockade

Körpervorderseite (→ Übersicht vorn)

⓲ *Türangel des Himmels (Magen 25)*
→ **Zone:** drei Fingerbreit seitlich des Bauchnabels
→ **Wirkung:** gut geeignet gegen Schmerzen und Zusammenballungen im Unterleib, gegen Durchfall, Bauchschmerzen, Darminfekt

⓴ *Meer der Energie (Konzeptionsgefäß 6)*
- → **Zone:** Teilt man die Strecke vom Nabel bis zur Schambeinoberkante in fünf gleiche Teile, liegt dieser Punkt etwa ein Fünftel vom Nabel nach unten entfernt.
- → **Wirkung:** besonders hilfreich bei Allergien, die Schwäche, Erschöpfung, Schlafprobleme oder Verdauungsstörungen hervorrufen

Beine (→ Übersicht hinten)

(67) *Kreuzung der drei Yin-Leitbahnen (Milz 6)*
- → **Zone:** vier Fingerbreit über dem höchsten Punkt des inneren Fußknöchels, am Innenrand des Schienbeins
- → **Wirkung:** hilfreich gegen Rumpeln im Unterleib, Schwäche oder Spannungsgefühle in den unteren Extremitäten

(71) *Gelber Fürst (Milz 4)*
- → **Zone:** an der Fußinnenkante, ungefähr drei Fingerbreit vor dem Innenknöchel (vor einem tastbaren Knochenvorsprung), an der Grenze zwischen rotem und weißem Fleisch
- → **Wirkung:** hilfreich bei Störungen im Magen-Darm-Trakt

Weitere Behandlungsmöglichkeiten finden Sie bei „Wohltuende Verdauung“ (→ S. 148).

Erkältung und Bronchitis

Körperliche und seelische Symptome

Verschleimte und verstopfte Atemwege, Husten, bronchiale Verschleimung, verstopfte Nase, Heiserkeit und Schluckbeschwerden, Appetitlosigkeit, Kopf-, Bronchien- und Gliederschmerzen

Symbolische Bedeutung der Blockade

Die Situation des Lebens „lässt einen kalt"; sich „für nichts (mehr) erwärmen können"; Konflikt um die Kontaktwege des Menschen: man hustet, anstatt „anderen etwas zu husten"; Heiserkeit, um nichts mehr sagen zu müssen; Mandelentzündung, um nichts mehr schlucken zu müssen; Verschluss der Ohren, um nichts mehr hören zu müssen; zunehmender Rückzug aus den Krisensituationen des Alltags; Kompensation von Heucheleien wie schleimender Verbindlichkeit oder schleimiger Auseinandersetzung; es „schnürt einem die Luft zum Atmen ab"

Bewusste Bearbeitung

Sein Leben „wieder in Fluss bringen"; sich bewusst machen, was einen erkalten lässt; die eigenen inneren wie äußeren Kommunikationswege überprüfen, um flüssig in Austausch gehen zu können; sich trauen, demjenigen „etwas zu husten", der es verdient hat; sich wieder bewusst für Umwelt und Leben öffnen; Begeisterung ausleben; Probleme mit „Feuer und Flamme" angehen; heiß auf kommende Aufgaben und Herausforderungen sein

Stimmige Wirkpunkte zur Linderung der Blockade

Kopf (→ Übersicht hinten)

❾❶ *Zusammengelegter Bambus (Blase 2)*
→ **Zone:** am inneren Ende der Augenbrauen
→ **Wirkung:** gut geeignet gegen verstopfte Nebenhöhlen, übermüdete Augen, stirnseitigen Kopfschmerz, Erkältungen aller Art

❾❷ *Empfangen der Wohlgerüche (Dickdarm 20)*
→ **Zone:** am unteren Rand des Nasenflügels, am tiefsten Punkt zwischen Nasenflügel und Wange
→ **Wirkung:** hilfreich bei verstopfter Nase, Schwellung des Gesichts, Schmerzen in den Nebenhöhlen

Körpervorderseite (→ Übersicht vorn)

❹ *Elegante Villa (Niere 27)*
→ **Zone:** in der Vertiefung unterhalb des Schlüsselbeins, neben dem Brustbein
→ **Wirkung:** hilfreich bei Husten, Halsschmerzen, Atembeschwerden und Beklemmungsgefühlen in der Brust

❸ *Residenz der Mitte (Lunge 1)*
→ **Zone:** im äußeren Brustbereich, ein Daumenbreit unterhalb des Schlüsselbeins
→ **Wirkung:** erleichtert das Loslassen, löst die inneren Kommunikationswege, hilfreich gegen Kurzatmigkeit, bronchiale Verschleimung sowie verstopfte Nase

❼ *Meisterpunkt des Chi (Konzeptionsgefäß 17)*
→ **Zone:** etwas unterhalb der Mitte des Brustbeins
→ **Wirkung:** aktiviert das Immunsystem, reguliert die Thymusdrüse, hilft gegen Enge in der Brust und Atemnot

⓫ *Ellenbogenteich (Lunge 5)*
- → **Zone:** in der Mitte der Ellenbogenfalte, neben der spürbaren Sehne (Richtung Daumenseite)
- → **Wirkung:** gut geeignet gegen Fieber, Husten, Niesen, Schnupfen und Kurzatmigkeit; reguliert und harmonisiert das Lungen-Chi

㉙ *Üppige Fülle (Magen 40)*
- → **Zone:** auf der halben Strecke einer Linie vom seitlichen Knie (Hosennaht) zum Außenknöchel
- → **Wirkung:** löst Schleim und hilft gegen Aufgedunsenheit, Beklemmung im Hals und Schwindel

Körperrückseite (→ Übersicht vorn)

㊸ *Gekrümmter Teich (Dickdarm 11)*
- → **Zone:** am äußeren Ende der Ellenbogenfalte auf der Daumenseite
- → **Wirkung:** besonders geeignet bei geschwächtem Immunsystem und Fieber

Hände (→ Übersicht hinten)

56 *Vereinte Täler (Dickdarm 4)*
- → **Zone:** bei angelegtem Daumen auf dem Muskelwulst, der sich am Daumengrundgelenk bildet
- → **Wirkung:** hilfreich gegen Kopfschmerzen, Fieber, grippale Infekte, verstopfte Nase, Erkältungssymptome wie Druck und Schmerz

Weitere Behandlungsmöglichkeiten finden Sie bei „Klarer Kopf" (→ S. 139), „Befreite Atmung" (→ S. 144) und „Stabiles Immunsystem" (→ S. 168).

Erschöpfung

Körperliche und seelische Symptome

Gefühl der totalen Erschöpfung und inneren Leere, Burn-out-Syndrom, Müdigkeit, Abgeschlagenheit, Gefühl der Überforderung, fehlende Vitalität und Lebensfreude, mechanisches Funktionieren

Symbolische Bedeutung der Blockade

Sich an falscher Stelle verbrennen und auszehren; hinter den Anforderungen zurückbleiben; autoaggressive Ausbeutung; Gefühl, nicht mehr genug leisten zu können; Vorstufe zur depressiven Verstimmung, Krise als Neubeginn und Entwicklungschance

Bewusste Bearbeitung

Auf seine ureigenen Kraftquellen zurückgreifen; Abstand gewinnen, für innere Ruhe sorgen (z. B. Meditation); mögliche Energielecks ausfindig machen und schließen; echte Motivation und Begeisterung schaffen; mit dem Herzen brennen; sinngebende Aufgabe und erfüllende Arbeit suchen und finden

Stimmige Wirkpunkte zur Linderung der Blockade

Die folgenden Punkte eignen sich zum Stabilisieren und Kräftigen des gesamten Körpers sowie um Ermüdung und depressiven Verstimmungen entgegenzuwirken; probieren Sie aus, auf welche(n) dieser Punkte Sie am besten ansprechen.

Körpervorderseite (→ Übersicht vorn)

❻ *Energiepunkte Meisterpunkt des Chi (Konzeptionsgefäß 17) bis Visierrohr (Konzeptionsgefäß 21)*

→ **Zone:** Konzeptionsgefäß 17= etwas unterhalb der Mitte des Brustbeins; Konzeptionsgefäß 21= mittig am oberen Ende des Brustbeins
Empfehlung: Schwingen Sie zuerst den Punkt 7 (Konzeptionsgefäß 17) ein, und stimulieren Sie anschließend die Brustbeinmitte langsam von unten nach oben bis zu Punkt 5 (Konzeptionsgefäß 21).

→ **Wirkung:** Diese Punkte sind gut geeignet gegen allgemeines Unwohlsein, Erschöpfung, Druck- und Spannungsgefühle bis hin zu Übelkeit.

⓳ *Wachtor der Geisteskraft (Konzeptionsgefäß 8)*

→ **Zone:** im Bauchnabel

→ **Wirkung:** gut geeignet gegen Verkrampfung sowie Gefühle und Symptome der „Ohnmacht“

㉘ *Dritter Weiler am Fuß (Magen 36)*

→ **Zone:** vier Fingerbreit unterhalb der Kniescheibe, am Bein außen

→ **Wirkung:** stabilisiert und kräftigt den gesamten Körper, beseitigt Ermüdung und wirkt depressiven Verstimmungen entgegen

Hände (→ Übersicht hinten)

56 *Vereinte Täler (Dickdarm 4)*

→ **Zone:** bei angelegtem Daumen auf dem Muskelwulst, der sich am Daumengrundgelenk bildet

→ **Wirkung:** hilfreich gegen Gefühl des Ausgelaugtseins, gegen Druck und Schmerz

Beine (→ Übersicht hinten)

(67) *Kreuzung der drei Yin-Leitbahnen (Milz 6)*
→ **Zone:** vier Fingerbreit über dem höchsten Punkt des inneren Fußknöchels, am Innenrand des Schienbeins
→ **Wirkung:** hilfreich gegen Müdigkeit, Gliederschwere, Schwäche (vor allem der unteren Extremitäten)

Weitere Behandlungsmöglichkeiten finden Sie bei „Klarer Kopf" (→ S. 139), „Befreite Atmung" (→ S. 144), „Befriedigende Sexualität" (→ S. 158), „Entspannter Schlaf" (→ S. 163), „Tragfähige Stabilität" (→ S. 173), „Aufbauende Vitalität" (→ S. 178) und „Harmonische Beziehungen" (→ S. 183).

Gallen- und Leberbeschwerden

Der Zustand unserer Leber (engl. liver = Leber; to live = leben) beantwortet konkret und ehrlich die Frage: Wie gehe ich mit meinem Leben um? Sie zeigt sowohl unsere Lebensweise als auch unsere Weltanschauung. In unserer westlichen Zivilisation wird die Leber enorm beansprucht und oft überfordert, sodass es schnell zu Blockaden kommen kann.

In den Büchern „Die heilende Kraft der Planetenschwingungen" und „Heilen mit dem kosmischen Ton" (beide erschienen im Mankau Verlag) finden Sie das Balancing „Lösen des Leber-Chi-Staus", eine einfache und effektive Selbstbehandlung zur Aktivierung von Leber und Lebensfluss.

Die Leber produziert Gallenflüssigkeit, welche in der Gallenblase in der notwendigen Menge zur Verfügung gestellt wird, wie wir sie zur Fettverdauung benötigen. Geraten wir hier durch falsche Ernährung ins Ungleichgewicht, kann es zu einer Überlastung des gesamten Systems kommen. Eine Folge: Gallenflüssigkeit staut sich in der Gallenblase, und es kann zur Steinbildung (Gallensteine) kommen.

Körperliche und seelische Symptome

Druckschmerzen im rechten Oberbauch, Koliken, eventuell Gelbfärbung der Haut, Verstopfung der Gallenwege, heller „fettiger" Stuhlgang, Schmerzen in der rechten Schulter, Mattigkeit, Appetitlosigkeit, Bauchschmerzen

Symbolische Bedeutung der Blockade

Zeichen geronnener Bitterkeit: „Gift und Galle spucken (können)", „da kommt einem die Galle hoch"; galliger Humor, dem Überfluss und Überflüssigen Herr werden; von der Galle kommt der Mut zu Entscheidungen (siehe auch TCM); ungelebte Aggression wird im Untergrund bitter und auch hinterhältig; Frage: „Welche Laus ist mir über die Leber gelaufen?"; kritische Auseinandersetzung mit der eigenen Lebensführung; die richtige Dosierung finden

Bewusste Bearbeitung

Sich mutig den alten, aufgestauten Aggressionen stellen; mit sich und seiner Aggression ins Reine kommen, bevor sie sich gegen einen selbst richtet (Gallensteine als verhärtete Aggression); „Wachstum um jeden Preis" infrage stellen; seine Lebensenergie für Wesentliches verwenden; sich nicht für Überflüssiges verausgaben; den Stau in der eigenen Energiewelt erkennen und auflösen

Stimmige Wirkpunkte zur Linderung der Blockade

Kopf (→ Übersicht hinten)

(105) *Zusammenkunft aller Leitbahnen (Lenkergefäß 20)*
→ **Zone:** auf der Mitte des Schädeldaches am höchsten Scheitelpunkt, in einer kleinen Mulde auf dem Mittelpunkt der Verbindungslinie zwischen beiden Ohrenspitzen
→ **Wirkung:** stillt Schmerzen, öffnet die Sinne und lässt den Blick (auf das eigene Leben) klarer werden

(89) *Weißes des Yang (Gallenblase 14)*
→ **Zone:** auf der Stirn, ein Daumenbreit oberhalb der Augenbrauenmitte
→ **Wirkung:** sinnvoll gegen inneres Frieren und Übelkeit

Körpervorderseite (→ Übersicht vorn)

⑩ *Sonne und Mond (Gallenblase 24)*
→ **Zone:** im siebten Zwischenrippenraum, auf einer Linie von der Brustwarze nach unten (unterhalb der Brust)
→ **Wirkung:** gegen Spannungsgefühl in der seitlichen Bauchregion und saures Aufstoßen

⑰ *Punkt der Gürtelbahn (Gallenblase 26)*
→ **Zone:** auf einer senkrechten Linie von der vorderen Achselfalte nach unten, auf Höhe des Bauchnabels
→ **Wirkung:** gegen aufgetriebenen und gespannten Leib

⑧ *Tor einer Periode (Leber 14)*
→ **Zone:** auf einer senkrechten Linie unterhalb der Brustwarzen, etwa auf Höhe des Brustbeinendes
→ **Wirkung:** „Alarmpunkt" der Leber, hilfreich gegen Schmerzen in der Lebergegend, entstaut die Leber und stärkt die Milz

Beine (→ Übersicht hinten)

73 *Quelle am Yang-Hügel (Gallenblase 34)*
→ **Zone:** in einer Mulde vor und unter dem Köpfchen des Wadenbeins, seitlich unterhalb des Knies
→ **Wirkung:** entspannt und entkrampft, beseitigt üblen und bitteren Geschmack im Mund, reguliert den freien Energiefluss

67 *Kreuzung der drei Yin-Leitbahnen (Milz 6)*
→ **Zone:** vier Fingerbreit über dem höchsten Punkt des inneren Fußknöchels, am Innenrand des Schienbeins
→ **Wirkung:** reguliert das Zusammenspiel von Yin und Blut, Leber und Niere

79 *Am Rand der Tränen des Fußes (Gallenblase 41)*

→ **Zone:** auf dem Fußrücken zwischen dem vierten und fünften Zeh, in der Vertiefung zwischen den Knochen (etwa drei Fingerbreit vom äußeren Ende der „Schwimmhaut" entfernt)

→ **Wirkung:** fördert den harmonischen Energiefluss der Leber, hilfreich gegen Schmerzen, die über den gesamten Körper wandern

83 *Mächtige große Straße (Leber 3)*

→ **Zone:** auf dem Fußrücken zwischen dem großen und dem zweiten Zeh, in der Vertiefung zwischen den Knochen (etwa drei Fingerbreit vom äußeren Ende der „Schwimmhaut" entfernt)

→ **Wirkung:** Dieser Punkt zeigt krampflösende Wirkung, hilft gegen Anspannung und Unruhe.

Hinweis: Sie müssen nicht alle Punkte behandeln. Manchmal genügt es, wenn Sie einen oder zwei Punkte/Zonen einschwingen. Finden Sie einfach Ihre stimmige Vorgehensweise. Die Punkte 10, 17 und 83 sind dabei von zentraler Bedeutung.

Weitere Behandlungsmöglichkeiten finden Sie bei „Wohltuende Verdauung" (→ S. 148) und „Harmonische Beziehungen" (→ S. 183).

Halsschmerzen

Körperliche und seelische Symptome

Kratzen und Schmerzen im Hals beim Schlucken; meist angeschwollene Mandeln, Heiserkeit bis Stimmverlust; der Hals wehrt sich und „verweigert" die Beförderung von Speichel und Nahrung

Symbolische Bedeutung der Blockade

Man will (und kann) nicht mehr alles schlucken; der „arme Schlucker" fängt an, sich zu wehren: Er hat zu lange alles nur ertragen und sich dabei zu wenig oder gar nicht um sich selbst gekümmert.

Bewusste Bearbeitung

Die Annahme und das Hinunterschlucken von Unverträglichem bewusst verweigern; kritisch überprüfen, was man schlucken will und was nicht; auf der Hut sein, wo man „den Hals nicht (mehr) vollbekommen" will

Stimmige Wirkpunkte zur Linderung der Blockade

Körpervorderseite (→ Übersicht vorn)

❹ *Elegante Villa (Niere 27)*

→ **Zone:** in der Vertiefung unterhalb des Schlüsselbeins, neben dem Brustbein

→ **Wirkung:** hilfreich gegen Husten, Atembeschwerden und Halsschmerzen

❶ *Bresche des Himmels (Konzeptionsgefäß 22)*
→ **Zone:** direkt mittig, oberhalb des Brustbeines
→ **Wirkung:** stillt den Hustenreiz, wirkt gegen Heiserkeit und Schluckbeschwerden, hilft, Schleim auszuwerfen

⓮ *Dritter Weiler der Hand (Dickdarm 10)*
→ **Zone:** „Muskelbauch" unterhalb der Ellenbeuge, auf der Daumenseite des Unterarms
→ **Wirkung:** gut geeignet gegen Halsschmerzen und Heiserkeit

Kopf (→ Übersicht hinten)

(109) *Himmlische Säule (Blase 10)*
→ **Zone:** einen Fingerbreit unterhalb der Schädelbasis auf den Muskelsträngen, jeweils ein Fingerbreit links und rechts der Wirbelsäule
→ **Wirkung:** gut geeignet gegen Halsschmerzen, Druckgefühl im Kopf und Augen und Erschöpfungszustände

Hände (→ Übersicht hinten)

(55) *Junges Shang (Lunge 11)*
→ **Zone:** im äußeren Nagelfalzwinkel des Daumens
→ **Wirkung:** besonders hilfreich gegen Stimmverlust, trockenen und schmerzenden Hals sowie Schwindelgefühle

Weitere Behandlungsmöglichkeiten finden Sie bei „Befreite Atmung" (→ S. 144) und „Stabiles Immunsystem" (→ S. 168).

Hautprobleme

Körperliche und seelische Symptome

Hautausschlag, Bläschen, Akne, Ekzem, Juckreiz, unreine Haut, schlecht durchblutete Haut, zu trockene Haut, Hautquetschungen

Symbolische Bedeutung der Blockade

Haut als Grenze und Kontaktfläche zwischen innen und außen; Raum und Empfangsfläche für Zärtlichkeit; Zurückgehaltenes und Verdrängtes will hinaus ans Licht, möchte die Grenze der Unterdrückung durchschreiten, um an die Sichtbarkeit (Bewusstheit) zu gelangen; Haut als Spiegel der Seele ist ein deutliches Indiz, wie es um uns bestellt ist und wie wir im Leben unterwegs sind.

Bewusste Bearbeitung

Sein Inneres im übertragenen Sinne nach außen kehren; aus seinem Herzen keine Mördergrube machen; Verdrängtes bewusst machen, unter die Oberfläche (der Haut) schauen, was da raus will und muss; infrage stellen der eigenen Normen und Begrenzungen (auch der von Familie, Beruf und Gesellschaft)

Stimmige Wirkpunkte zur Linderung der Blockade

Sämtliche der folgenden Punkte eignen sich bei Hautproblemen wie Akne, Ekzeme, Ödeme, unreiner, trockener Haut sowie auch Durchblutungsstörungen der Haut.

Kopf (→ Übersicht hinten)

(106) *Schutzschild gegen den Wind (Dreifacher Erwärmer 17)*
- → **Zone:** in der Vertiefung unmittelbar hinter dem Ohrläppchen
- → **Wirkung:** kühlt die Hitze der Haut

Körpervorderseite (→ Übersicht vorn)

(11) *Ellenbogenteich (Lunge 5)*
- → **Zone:** in der Mitte der Ellenbogenfalte, neben der spürbaren Sehne (Richtung Daumenseite)
- → **Wirkung:** kühlt heiße Rötungen und Schwellungen

(25) *Meer des Blutes (Milz 10)*
- → **Zone:** bei gebeugtem Knie drei Fingerbreit oberhalb der inneren, oberen Kniescheibenecke
- → **Wirkung:** vor allem gegen Juckreiz, positive Wirkung auf das Immunsystem

(28) *Dritter Weiler am Fuß (Magen 36)*
- → **Zone:** vier Fingerbreit unterhalb der Kniescheibe, am Unterschenkel leicht nach außen
- → **Wirkung:** immunmodulierend, allgemein psychisch harmonisierend

Körperrückseite (→ Übersicht vorn)

(36) *Transportpunkt der Lunge (Blase 13)*
- → **Zone:** etwa zwei Fingerbreit links und rechts der Wirbelsäule auf Höhe des dritten Brustwirbels (etwas höher, als die hintere Achselfalte beginnt)
- → **Wirkung:** nimmt heilenden und wohltuenden Einfluss auf die gesamte Haut

43 *Gekrümmter Teich (Dickdarm 11)*
- **Zone:** am äußeren Ende der Ellenbogenfalte auf der Daumenseite
- **Wirkung:** entlastet die Oberfläche

Hände (→ Übersicht hinten)

65 *Wolkenbruch (Lunge 7)*
- **Zone:** zwei Fingerbreit oberhalb des Endes der Handgelenksbeugefalte, auf der Daumenseite in einer kleinen Vertiefung
- **Wirkung:** besonders hilfreich, wenn die Haut auf seelische Probleme reagiert, bei unverarbeiteten Problemen

56 *Vereinte Täler (Dickdarm 4)*
- **Zone:** bei angelegtem Daumen auf dem Muskelwulst, der sich am Daumengrundgelenk bildet
- **Wirkung:** stärkt das Abwehr-Chi

Weitere Behandlungsmöglichkeiten finden Sie bei „Stabiles Immunsystem“ (→ S. 168).

Geschwächtes Immunsystem

Wichtig: Aktivieren Sie diese Wirkpunkte nicht nur, wenn bereits Symptome vorliegen. Regelmäßiges Aktivieren stärkt die Selbstheilungskräfte und das Immunsystem, kurz unseren inneren Heiler. So harmonisieren Sie Körper, Geist und Seele und schützen sich besser vor schädlichen, krank machenden Einflüssen.

Wenn wir unser Haus nicht schützen und selten zu Hause sind, können Einbrecher eindringen, sich breitmachen, uns berauben oder Schaden zufügen.

Nichts anderes geschieht in unserem „Körperhaus", wenn wir uns überwiegend um das Außen kümmern, selten oder nie um uns selbst, also um unser „Inneres". Auch dann haben Eindringlinge (z.B. Viren, Bakterien, Umwelteinflüsse oder sogar negative Energien, die Mitmenschen verbreiten und uns stressen) leichtes Spiel.

Körperliche und seelische Symptome

Erkältungskrankheiten, Stressschäden, Konzentrationsstörungen, Überempfindlichkeiten, Erschöpfungszustände, Schlafstörungen, Überarbeitung, Burn-out-Syndrom, langwierige Regenerationsphasen nach Erkrankungen

Symbolische Bedeutung der Blockade

Anfälligkeit gegen äußere Faktoren, reduzierte oder bereits fehlende Abwehrmechanismen gegen Eindringlinge; die Balance zwischen innen und außen ist gestört; natürliches Schutzschild ist zermürbt und durchlässig geworden; ungesunde oder zu einseitige Lebensweise

Bewusste Bearbeitung

Seine Lebensweise bewusst überdenken und überarbeiten; das Innen und Außen neu gewichten und die richtige Balance bringen; den inneren Heiler aktivieren; Energie in die eigenen Abwehrkräfte legen; die Widerstandskräfte mobilisieren; Spannung und Entspannung in den Alltag integrieren

Stimmige Wirkpunkte zur Linderung der Blockade und Aktivierung des Immunsystems

Körpervorderseite (→ Übersicht vorn)

❹ *Elegante Villa (Niere 27)*

- → **Zone:** in der Vertiefung unterhalb des Schlüsselbeins, neben dem Brustbein
- → **Wirkung:** stärkt das gesamte Immunsystem, hilfreich gegen Beklemmung in der Brust, Atembeschwerden, Husten, Ängstlichkeit und depressive Verstimmung

❼ *Meisterpunkt des Chi (Konzeptionsgefäß 17)*

- → **Zone:** etwas unterhalb der Mitte des Brustbeines
- → **Wirkung:** aktiviert das Immunsystem; reguliert die Thymusdrüse; gut geeignet gegen Kummer, Ängstlichkeit und depressive Verstimmung

⑳ *Meer der Energie (Konzeptionsgefäß 6)*

- → **Zone:** Teilt man die Strecke vom Nabel bis zur Schambeinoberkante in fünf gleiche Teile, liegt dieser Punkt etwa ein Fünftel vom Nabel nach unten entfernt.
- → **Wirkung:** besonders hilfreich gegen Erschöpfung oder Schlafprobleme, verbessert den Zustand der inneren Organe und der Selbstheilungskräfte

(25) *Meer des Blutes (Milz 10)*
- → **Zone:** bei gebeugtem Knie drei Fingerbreit oberhalb der inneren oberen Kniescheibenecke
- → **Wirkung:** gut geeignet gegen alle Arten von Störungen (auch Regelstörungen)

(28) *Dritter Weiler am Fuß (Magen 36)*
- → **Zone:** vier Fingerbreit unterhalb der Kniescheibe, am Bein außen
- → **Wirkung:** stabilisiert und kräftigt den gesamten Körper, lindert und beugt Allergien vor

Körperrückseite (→ Übersicht vorn)

(43) *Gekrümmter Teich (Dickdarm 11)*
- → **Zone:** am äußeren Ende der Ellenbogenfalte auf der Daumenseite
- → **Wirkung:** besonders geeignet bei geschwächtem Immunsystem und Fieber

Hände (→ Übersicht hinten)

(57) *Äußeres Passtor (Dreifacher Erwärmer 5)*
- → **Zone:** drei Fingerbreit oberhalb der Handgelenksfalte, auf der Oberseite des Unterarms zwischen Elle und Speiche
- → **Wirkung:** anzuwenden bei allen allergischen Reaktionen, steigert das körpereigene Immunsystem

Weitere Behandlungsmöglichkeiten finden Sie bei „Stabiles Immunsystem" (→ S. 168) und „Harmonische Beziehungen" (→ S. 183).

Konzentrationsschwäche

Körperliche und seelische Symptome

Mangel an Fokussierung und Konzentration, Gefühl der Zerrissenheit und Fahrlässigkeit, geistige Unlust

Symbolische Bedeutung der Blockade

Nicht auf den Punkt kommen; seine konzentrierte Mitte verloren haben; Widerstand gegen Normen und Leistungsdruck (auch bei Kindern in Schule und Erziehung)

Bewusste Bearbeitung

Individuelle Förderung, die eigenen Interessen stützen und sich darin ausleben; dem inneren Ruf (der Berufung) folgen; die eigene Mitte, das Wesentliche, suchen und finden

Stimmige Wirkpunkte zur Linderung der Blockade

Die folgenden Punkte eignen sich zum Stabilisieren des gesamten Körpers und um Ermüdung entgegenzuwirken.

Kopf (→ Übersicht hinten)

(105) *Zusammenkunft aller Leitbahnen (Lenkergefäß 20)*

→ **Zone:** auf der Mitte des Schädeldaches am höchsten Scheitelpunkt, in einer kleinen Mulde auf dem Mittelpunkt der Verbindungslinie zwischen beiden Ohrenspitzen

→ **Wirkung:** wirkt gegen Benommenheit, unkoordinierte Handlungen und Schwere des Kopfes

Körpervorderseite (→ Übersicht vorn)

❽ *Tor einer Periode (Leber 14)*

→ **Zone:** auf einer senkrechten Linie unterhalb der Brustwarzen, etwa auf Höhe des Brustbeinendes

→ **Wirkung:** wirksamer Punkt, um Stagnationen zu überwinden und zu beseitigen

⑳ *Meer der Energie (Konzeptionsgefäß 6)*

→ **Zone:** Teilt man die Strecke vom Nabel bis zur Schambeinoberkante in fünf gleiche Teile, liegt dieser Punkt etwa ein Fünftel vom Nabel nach unten entfernt.

→ **Wirkung:** hilfreich gegen Schwäche und Ermüdungszustände

Hände (→ Übersicht hinten)

(61) *Pforte der Geisteskraft (Herz 7)*

→ **Zone:** am Ende der Handgelenksbeugefalte, auf der Seite des kleinen Fingers

→ **Wirkung:** hilft gegen Prüfungsangst und Vergesslichkeit, sorgt für klare Gedanken

Weitere Behandlungsmöglichkeiten finden Sie bei „Klarer Kopf“ (→ S. 139), „Befreite Atmung“ (→ S. 144), „Entspannter Schlaf“ (→ S. 163), „Tragfähige Stabilität“ (→ S. 173), „Aufbauende Vitalität“ (→ S. 178) und „Harmonische Beziehungen“ (→ S. 183).

Kopfschmerzen

Körperliche und seelische Symptome

Stirnschmerz, Schläfenschmerz, Schmerz am Hinterhaupt, Mittelscheitelschmerz, migräneartige Verspannungen, Nebenhöhlenkopfschmerz, Druck im Kopf und hinter den Augen, Lärm- und Lichtempfindlichkeit

Symbolische Bedeutung der Blockade

Hoch- und Überdrucksituation durch Kopflastigkeit; „mit dem Kopf durch die Wand gehen"; Gefühls- und Herzensbereich vernachlässigen; Schmerz als Warnung vor falschem, einseitigem Denken; Überforderung, Leistungsdruck

Bewusste Bearbeitung

Sich der Überschätzung des Kopfes bewusst werden; das Selbst schätzen, statt Selbstüberschätzung; Loslassen von Engstirnigkeit; sich erhobenen Hauptes neuen Herausforderungen stellen; Harmonie in den Ansprüchen von Kopf, Herz und Bauch suchen und herstellen

Stimmige Wirkpunkte zur Linderung der Blockade

Kopf (→ Übersicht hinten)

(91) *Zusammengelegter Bambus (Blase 2)*
→ **Zone:** am inneren Ende der Augenbrauen
→ **Wirkung:** hilfreich vor allem bei Kopfschmerzen, übermüdeten Augen und auch Augenschmerzen

90 *Punkt des Dritten Auges/6. Chakra (Extrapunkt KH 3)*
- → **Zone:** in der Vertiefung zwischen den Augenbrauen, zwischen Nasenwurzel und der Mitte der Stirn (das Dritte Auge wird auch „Stirn-Chakra" genannt)
- → **Wirkung:** wirkt gegen Kopfschmerz; harmonisiert die Hypophyse; beruhigt Körper, Geist und Seele und baut Nervosität ab

109 *Himmlische Säule (Blase 10)*
- → **Zone:** einen Fingerbreit unterhalb der Schädelbasis auf den Muskelsträngen, jeweils ein Fingerbreit links und rechts der Wirbelsäule
- → **Wirkung:** gut geeignet gegen Druckgefühle in Kopf und Augen, lindert Kopfschmerzen und Ohrenschmerzen; außerdem wirksam bei Erschöpfung, Stresserscheinungen, Schlafproblemen sowie allergischen Reaktionen

107 *Tore des Bewusstseins (Gallenblase 20)*
- → **Zone:** unterhalb der Schädelbasis, auf beiden Seiten in der spürbaren Vertiefung zwischen den senkrechten Nackenmuskeln
- → **Wirkung:** hilfreich gegen Kopfschmerzen, steifen Hals, Reizbarkeit, Schwindelgefühle sowie depressive Verstimmung

Hände (→ Übersicht hinten)

56 *Vereinte Täler (Dickdarm 4)*
- → **Zone:** bei angelegtem Daumen auf dem Muskelwulst, der sich am Daumengrundgelenk bildet
- → **Wirkung:** hilfreich gegen stirnseitige Kopfschmerzen; außerdem wirksam gegen Zahn-, Schulter- und Wehenschmerzen

Beine (→ Übersicht hinten)

83 *Mächtige große Straße (Leber 3)*

- **Zone:** auf dem Fußrücken zwischen dem großen und dem zweiten Zeh, in der Vertiefung zwischen den Knochen (etwa drei Fingerbreit vom äußeren Ende der „Schwimmhaut“ entfernt)
- **Wirkung:** hilfreich gegen Kopfschmerzen, ermüdete Augen oder Ohnmachtsgefühle, vitalisiert das Immunsystem

Weitere Behandlungsmöglichkeiten finden Sie bei „Klarer Kopf“ (→ S. 139) und „Harmonische Beziehungen“ (→ S. 183).

Menstruationsstörungen

Körperliche und seelische Symptome

Prämenstruelles Syndrom (PMS): ziehende Schmerzen (in den Brüsten), krampfartige Schmerzen im Unterbauch und Rücken; Verdauungsstörungen, Herzrasen, Migräne, rasante Stimmungsschwankungen, depressive Verstimmungen

Symbolische Bedeutung der Blockade

Schmerzhaftes Erleben des Frauseins; mangelnde „Hingabe" an die Weiblichkeit; Erleben der eigenen Zerrissenheit zwischen äußeren Anforderungen und weiblichen Bedürfnissen

Bewusste Bearbeitung

Menstruation als Erholungs- und Schonzeit verstehen lernen; das monatliche Ritual der Reinigung verstehen und wertschätzen; seinem weiblichen Körper Zuwendung schenken; Loslassen und Hingabe an die eigene Weiblichkeit

Stimmige Wirkpunkte zur Linderung der Blockade

Körpervorderseite (→ Übersicht vorn)

⑳ *Meer der Energie (Konzeptionsgefäß 6)*

→ **Zone:** Teilt man die Strecke vom Nabel bis zur Schambeinoberkante in fünf gleiche Teile, liegt dieser Punkt etwa ein Fünftel vom Nabel nach unten entfernt

→ **Wirkung:** Dieser Punkt reguliert den Monatsfluss und hilft somit gegen eine unregelmäßige Periode.

(22) *Angelpunkt aller Ursprünge (Konzeptionsgefäß 4)*

→ **Zone:** Teilt man die Strecke vom Nabel bis zur Schambeinoberkante in fünf gleiche Teile, liegt dieser Punkt etwa zwei Fünftel vom Schambeinrand entfernt.

→ **Wirkung:** besonders hilfreich bei Prämenstruellem Syndrom, Periodenstörungen und anhaltenden Blutungen

Körperrückseite (→ Übersicht vorn)

(54) *Säule des Fleisches (Blase 57)*

→ **Zone:** in der Mitte am unteren Ende der großen Wadenmuskeln in einer Vertiefung

→ **Wirkung:** beseitigt Blutstau, wirkt gegen Schmerzen während der Periode, harmonisiert den Fluss des Blutes

Beine (→ Übersicht hinten)

(67) *Kreuzung der drei Yin-Leitbahnen (Milz 6)*

→ **Zone:** vier Fingerbreit über dem höchsten Punkt des inneren Fußknöchels, am Innenrand des Schienbeins

→ **Wirkung:** lindert Spannungen im Unterleib und Regelstörungen, löst Blockaden im Verdauungstrakt

(75) *Olympus (Blase 60)*

→ **Zone:** in der Vertiefung zwischen dem äußeren Fußknöchel und der Achillessehne

→ **Wirkung:** entspannt die Muskulatur (auch im Unterleib), lindert Regelstörungen

(88) *Emporsprudelnde Quelle (Niere 1)*

→ **Zone:** mittig auf der Fußsohle in einer Mulde, die beim Beugen der Zehen entsteht

→ **Wirkung:** gut geeignet vor allem gegen Verspannungen und Schmerzen in der Brust

Nervosität

Körperliche und seelische Symptome

Anspannung und innere Unruhe, Herzrasen, Schweißausbrüche, Gefühl der Unsicherheit und Angst, beschleunigte Atmung.

Symbolische Bedeutung der Blockade

Die Ansprüche an die eigene Lebensgeschwindigkeit lassen sich nicht (problemlos) vom Körper umsetzen; Reizüberflutung; Überbelastung stört die normalen Verbindungen; drohender Zusammenbruch des Netzwerks

Bewusste Bearbeitung

Den Input (vorübergehend) reduzieren; sich Ruhe, Entspannung und Regeneration gönnen; sich vom Leben selbst reizen lassen, statt vor innerer Unruhe zittern; lernen, aus dem Bauch heraus zu handeln (und weniger aus dem Kopf)

Stimmige Wirkpunkte zur Linderung der Blockade:

Kopf (→ Übersicht hinten)

(105) *Zusammenkunft aller Leitbahnen (Lenkergefäß 20)*
- → **Zone:** auf der Mitte des Schädeldaches am höchsten Scheitelpunkt, in einer kleinen Mulde auf dem Mittelpunkt der Verbindungslinie zwischen beiden Ohrenspitzen
- → **Wirkung:** sinnvoll vor allem gegen Nervosität, Benommenheit, Unruhezustände, Verspannungen und Schwindel

90 *Punkt des Dritten Auges/6. Chakra (Extrapunkt KH 3)*
→ **Zone:** in der Vertiefung zwischen den Augenbrauen, zwischen Nasenwurzel und der Mitte der Stirn
→ **Wirkung:** beruhigt Körper, Geist und Seele, baut Nervosität ab

Körpervorderseite (→ Übersicht vorn)

7 *Meisterpunkt des Chi (Konzeptionsgefäß 17)*
→ **Zone:** etwas unterhalb der Mitte des Brustbeins
→ **Wirkung:** vor allem hilfreich zur Reduzierung von Nervosität und Ängstlichkeit sowie zur Linderung von depressiven Verstimmungen

19 *Wachtor der Geisteskraft (Konzeptionsgefäß 8)*
→ **Zone:** im Bauchnabel
→ **Wirkung:** gut geeignet gegen Verkrampfung und Gefühle der „Ohnmacht", sorgt für Energieausgleich

28 *Dritter Weiler am Fuß (Magen 36)*
→ **Zone:** vier Fingerbreit unterhalb der Kniescheibe, am Bein außen
→ **Wirkung:** baut Nervosität ab, stabilisiert den Körper

Hände (→ Übersicht hinten)

61 *Pforte der Geisteskraft (Herz 7)*
→ **Zone:** am Ende der Handgelenksbeugefalte, auf der Seite des kleinen Fingers
→ **Wirkung:** hilft gegen Nervosität, Prüfungsangst, Vergesslichkeit und Furcht

Weitere Behandlungsmöglichkeiten finden Sie bei „Klarer Kopf" (→ S. 139) und „Entspannter Schlaf" (→ S. 163).

Nierenprobleme

Hinweis: Kommen zu den Nieren(becken)schmerzen auch Übelkeit, Erbrechen oder Fieber hinzu, sollte auf jeden Fall ein Arzt oder Heilpraktiker konsultiert werden. Die ärztliche Behandlung ist bei einer Nierenerkrankung unumgänglich, die Heilung kann mithilfe der Stimmgabeltherapie (Phonophorese) unterstützt werden.

Körperliche und seelische Symptome

Schmerzen in der Nieren- und Nierenbeckengegend, Entzündung der Nieren und des Nierenbeckens, Probleme beim Wasserlassen; heftige Schmerzen, die einen „in die Knie zwingen" können

Symbolische Bedeutung der Blockade

Wichtige Themen von Beziehung und Partnerschaft werden nicht (mehr) als eigene erkannt: Das harmonische Gleichgewicht ist massiv gestört; äußere Scheinharmonie wird durch innere Disharmonie entlarvt; etwas „geht einem an die Nieren"; dies gilt sowohl für das Individuum als auch für die Gesellschaft

Bewusste Bearbeitung

Sich mit Themen der Partnerschaft im Innen (Vertrauen und Verwurzelung) und Außen mutig und offensiv auseinandersetzen; wirkliche Harmonie statt Scheinharmonie anstreben und auch verwirklichen; die Beziehung und Eigenliebe zu sich selbst ausbauen und festigen

Stimmige Wirkpunkte zur Linderung der Blockade

Diese Punkte eignen sich zum Anregen und Stärken der Nierenfunktion.

Körperrückseite (→ Übersicht vorn)

45 *Meer der Vitalität (Blase 23)*

→ **Zone:** zwei Fingerbreit links und rechts der Wirbelsäule, auf Höhe des dritten Lendenwirbels (in Höhe der Taille)

53 *Tal des Yin (Niere 10)*

→ **Zone:** an der Innenseite der Kniebeugefalte, in der Vertiefung zwischen zwei Sehnen

Beine (→ Übersicht hinten)

68 *Wiederkehr des Flusses (Niere 7)*

→ **Zone:** drei Fingerbreit oberhalb Energiepunkt 69 (Niere 3)

70 *Beleuchtetes Meer (Niere 6)*

→ **Zone:** einen Fingerbreit unterhalb des inneren Knöchels

69 *Mächtiger Wasserlauf (Niere 3)*

→ **Zone:** in der Mitte zwischen dem inneren Fußknöchel und der Achillessehne

Weitere Behandlungsmöglichkeiten finden Sie bei „Befriedigende Sexualität“ (→ S. 158) und „Aufbauende Vitalität“ (→ S. 178).

Ohrenschmerzen

Körperliche und seelische Symptome

Entzündungen im Ohrbereich (Ohrmuschel, äußeres Ohr, Mittelohr, Innenohr), verbunden mit Einschränkungen des Hörens oder Juckreiz, Ausfluss aus dem Ohr, Schmerzen und Stichen

Symbolische Bedeutung der Blockade

Schmerzhafter Konflikt, der sich an Themen von Horchen, Hören und Gehorchen entzündet: „Wer nicht hören will, muss fühlen"; „Ich kann (und will) es nicht mehr hören", fehlende Bereitschaft, zuzuhören

Bearbeitung

Bewusste Überprüfung der eigenen Einstellung zum (Zu-) Hören, Horchen und Gehorchen; auf innere und äußere Stimmen hören und ihnen „gehorchen"; die eigene Mitte zwischen Selbstbehauptung und Anpassung finden

Stimmige Wirkpunkte zur Linderung der Blockade

Kopf (→ Übersicht hinten)

99 *Versammlungspunkt für das Gehör (Gallenblase 2)*
- → **Zone:** bei leicht geöffnetem Mund in der Vertiefung vor der unteren Anwachsung des Ohrläppchens
- → **Wirkung:** vor allem gegen Ohrenschmerzen (auch mit Eiterfluss), Schwerhörigkeit und Tinnitus

98 *Palast des Gehörs (Dünndarm 19)*

→ **Zone:** etwa ein halber Fingerbreit vor dem Knorpelvorsprung, am Ende des Gehörgangs in einer Mulde

→ **Wirkung:** sinnvoll gegen Gehörstörungen aller Art (inklusive Schwerhörigkeit, Tinnitus, Ohrenschmerzen und Taubheit); öffnet und unterstützt das Ohr, auch wirksam bei Kiefergelenkbeschwerden

96 *Pforte des Ohres (Dreifacher Erwärmer 21)*

→ **Zone:** oberhalb Energiepunkt 98 (Dünndarm 19), auf Höhe des oberen Endes des Knorpelvorsprunges

→ **Wirkung:** öffnet das Ohr und fördert das Hörvermögen; hilfreich gegen Schwellungen in und am Ohr, Eiterfluss, Schwerhörigkeit und Tinnitus sowie Insektensummen

109 *Himmlische Säule (Blase 10)*

→ **Zone:** einen Fingerbreit unterhalb der Schädelbasis auf den Muskelsträngen, jeweils ein Fingerbreit links und rechts der Wirbelsäule

→ **Wirkung:** gut geeignet gegen Ohrenschmerzen, Druckgefühl im Kopf und in den Augen, Erschöpfung oder auch Stresserscheinungen; hilfreich, wenn Kälte und Wind die Ursache für die Beschwerden sind

Hände (→ Übersicht hinten)

58 *Mittleres Eiland (Dreifacher Erwärmer 3)*

→ **Zone:** auf dem Handrücken zwischen dem vierten und fünften Finger, in der Vertiefung zwischen den Knochen, etwa zwei Fingerbreit von der „Schwimmhaut“ entfernt

→ **Wirkung:** sinnvoll gegen Ohren- und (seitliche) Kopfschmerzen, Tinnitus und Taubheit; klärt den Kopf und unterstützt die Ohren

Beine (→ Übersicht hinten)

(69) *Mächtiger Wasserlauf (Niere 3)*

- **Zone:** in der Mitte zwischen dem inneren Fußknöchel und der Achillessehne
- **Wirkung:** hilfreich gegen Ohrenschmerzen und Schmerzen aller Art

Weitere Behandlungsmöglichkeiten finden Sie bei „Tragfähige Stabilität“ (→ S. 173).

Rheumatische Beschwerden

Körperliche und seelische Symptome

Schmerzhafte Steifigkeit (vor allem morgens), Knirschgeräusche im Bewegungsablauf, Deformationen, Bewegungsschwierigkeiten, geschwollene Knöchel, entzündete Gelenke, (chronische) Verspannungen

Symbolische Bedeutung der Blockade

Eingerostete und blockierte Gelenke verweisen auf eine festgefahrene Situation (wie der Kolbenfresser beim Motor); alte, überlebte Themen blockieren den Fortschritt und wirken wie Sand im Getriebe.

Bewusste Bearbeitung

Um die eigene Beweglichkeit kämpfen, damit das Leben wie geschmiert läuft; Rücknahme von Projektion (alle anderen sind schuld, nur ich nicht); die Aggression gegen sich selbst erkennen und in positive Vitalität transformieren

Stimmige Wirkpunkte zur Linderung der Blockade

Körperrückseite (→ Übersicht vorn)

㉜ *Großer Kammzacken des Weberschiffchens (Blase 11)*
→ **Zone:** zwei Fingerbreit neben der Wirbelsäule, ungefähr auf Schulterhöhe
→ **Wirkung:** lindert Rückenschmerzen, Nackensteife und Abgeschlagenheit, entspannt Muskeln und Sehnen

Beine (→ Übersicht hinten)

73 *Quelle am Yang-Hügel (Gallenblase 34)*
- → **Zone:** in einer Mulde vor und unter dem Köpfchen des Wadenbeins, seitlich unterhalb des Knies
- → **Wirkung:** hilfreich gegen Blockaden des Energieflusses mit Lähmung und Schmerzen

67 *Kreuzung der drei Yin-Leitbahnen (Milz 6)*
- → **Zone:** vier Fingerbreit über dem höchsten Punkt des inneren Fußknöchels, am Innenrand des Schienbeins
- → **Wirkung:** sinnvoll gegen Gliederschwere und Spannungsgefühle im Körper

68 *Wiederkehr des Flusses (Niere 7)*
- → **Zone:** drei Fingerbreit oberhalb Energiepunkt 69 (Niere 3)
- → **Wirkung:** hilfreich gegen Schmerzen in Lenden und Rücken, stärkt den allgemeinen Aufbau

69 *Mächtiger Wasserlauf (Niere 3)*
- → **Zone:** in der Mitte zwischen dem inneren Fußknöchel und der Achillessehne
- → **Wirkung:** stärkt und aktiviert die Funktionen des gesamten Körpers

75 *Olympus (Blase 60)*
- → **Zone:** in der Vertiefung zwischen dem äußeren Fußknöchel und der Achillessehne
- → **Wirkung:** erhöht die Beweglichkeit des gesamten Körpers, hilfreich gegen geschwollene Füße und gegen Rheumatismus in der Schulter- und Nackenregion

Weitere Behandlungsmöglichkeiten finden Sie bei „Fließende Bewegungen“ (→ S. 153) und „Tragfähige Stabilität“ (→ S. 173).

Rücken-, Nacken-, Schulterschmerzen und Hexenschuss

Körperliche und seelische Symptome

Schmerzen im Lendenwirbelsäulenbereich, auch mit Ausstrahlung; schmerzhafte Verspannung des unteren Rückens, auch chronische Schmerzen; ziehende Schmerzen in der Nackengegend, auch ausstrahlend bis in die Arme; harte und druckschmerzhafte Muskeln, Belastungs- und Bewegungseinschränkung; Versteifung und Schmerzen im Muskelbereich

Symbolische Bedeutung der Blockade

Zerrissenheit zwischen „oberem" Anspruch und „unterem" Impuls; Kompensation des eigenen Kleinheitsgefühls; Hilfeschrei des überlasteten Nackens: „Wer sitzt mir im Nacken?" Symbol für die eigene Steifheit, man wird den eigenen Ansprüchen nicht (mehr) gerecht; Abgelehntes wird schmerzhaft und widerwillig geschleppt; Überlastung durch Anspannung

Bewusste Bearbeitung

Sich bewusst fordern, zu eigenen Bedürfnissen Ja sagen; die richtige (Ein-)Stellung zum Leben suchen und finden; Nackenschläge aus der Vergangenheit anerkennen und sich damit aussöhnen; Bewusstwerdung der eigenen Belastungen und Verpflichtungen, Unerträgliches erkennen, abschütteln und zur Entspannung kommen

Sie können alle schmerzhaften Punkte direkt mit der Stimmgabel behandeln.

Schmerzen im unteren Rücken

Körpervorderseite (→ Übersicht vorn)

⑳ *Meer der Energie (Konzeptionsgefäß 6)*
→ **Zone:** Teilt man die Strecke vom Nabel bis zur Schambeinoberkante in fünf gleiche Teile, liegt dieser Punkt etwa ein Fünftel vom Nabel nach unten entfernt.
→ **Wirkung:** hilfreich bei Kreuzschwäche, beugt einer Vielzahl an Rückenproblemen vor; wirkt auch bei chronischer Leistungsschwäche; stärkt und wärmt das untere und mittlere Energiefeld

Körperrückseite (→ Übersicht vorn)

㊿ *Zustimmungspunkt der Harnblase (Blase 28)*
→ **Zone:** drei Fingerbreit vom Ende der Gesäßfalte schräg nach oben (im Winkel von 45 Grad)
→ **Wirkung:** gut geeignet gegen Schmerzen und Steifigkeit des Rückens, hilfreich bei Ischiasbeschwerden und Hexenschuss

51 *Spalte des Fleisches (Blase 36)*
→ **Zone:** direkt unterhalb der Gesäßbacke, in der Mitte der Falte
→ **Wirkung:** hilfreich gegen Hüftschmerzen, Spannungen im Beckenbereich, Kreuzschmerzen aller Art, Hexenschuss und Ischiasbeschwerden

52 *Mitte des Staugewässers (Blase 40)*
→ **Zone:** in der Mitte der Kniegelenksfalte
→ **Wirkung:** gut geeignet gegen Arthritis, Rückenschmerzen, Steifigkeit und auch Knieschmerzen; stärkt den unteren Rücken, entspannt die Sehnen

Schmerzen im oberen Rücken und in der Schulter

Kopf (→ Übersicht hinten)

91 *Zusammengelegter Bambus (Blase 2)*
→ **Zone:** am inneren Ende der Augenbrauen
→ **Wirkung:** hilfreich bei Nacken- und Kopfschmerzen sowie Überanstrengung der Augen

100 *Himmlische Säule (Blase 10)*
→ **Zone:** einen Fingerbreit unterhalb der Schädelbasis auf den Muskelsträngen, jeweils einen Fingerbreit links und rechts der Wirbelsäule
→ **Wirkung:** gut geeignet bei steifem Hals, Halsentzündung, Druckgefühl in Kopf und Augen; hilfreich bei Erschöpfung, Stresserscheinungen und Schlafstörungen; beseitigt Verspannungen und Schmerzen

107 *Tore des Bewusstseins (Gallenblase 20)*
→ **Zone:** unterhalb der Schädelbasis, auf beiden Seiten in der spürbaren Vertiefung zwischen den senkrechten Nackenmuskeln
→ **Wirkung:** hilfreich gegen steifen Hals, Nacken- und Kopfschmerzen, Reizbarkeit, Schwindelgefühle sowie innere Unruhe

Körpervorderseite (→ Übersicht vorn)

2 *Spalt unter der Schulterhöhe (Dickdarm 15)*
→ **Zone:** in einer tastbaren Mulde an der vorderen Schulter, die sich beim seitlichen Anheben des Armes ergibt
→ **Wirkung:** wirkt gegen Schulterschmerzen, Steifigkeit und Nackenverspannungen; auch hilfreich bei Lähmungen der oberen Extremitäten

Körperrückseite (→ Übersicht vorn)

34 *Knochenloch der Schulter (Dreifacher Erwärmer 14)*
→ **Zone:** im hinteren Schultergrübchen, das sich beim seitlichen Anheben des Armes ergibt (gegenüber von Energiepunkt 2)
→ **Wirkung:** sinnvoll gegen Steifigkeit der Schulter, Schmerzen und Kraftlosigkeit

31 *Brunnen der Schulter (Gallenblase 21)*
→ **Zone:** etwa auf halber Strecke zwischen Wirbelsäule und Schulter (oben auf der Kante)
→ **Wirkung:** wirkt vor allem gegen Schmerzen im Schulterbereich, außerdem hilfreich bei Rücken- und Nackenschmerzen

37 *Das Innerste des Inneren (Blase 43)*
→ **Zone:** vier Fingerbreit neben der Wirbelsäule, in etwa auf Höhe der hinteren Achselfalte
→ **Wirkung:** wirksam gegen Rücken- und Schulterschmerzen sowie gegen Erschöpfung

Hände (→ Übersicht hinten)

59 *Hinterer Wasserlauf (Dünndarm 3)*
→ **Zone:** an der Handaußenkante am Übergang zwischen rotem und weißem Fleisch, an dem kleinen Hautwulst, der sich bei leichtem Faustschluss bildet
→ **Wirkung:** gut geeignet gegen schmerzhafte Funktionsstörungen der Nackenregion, entspannt Muskeln und Sehnen

Weitere Behandlungsmöglichkeiten finden Sie bei „Fließende Bewegungen“ (→ S. 153) und „Tragfähige Stabilität“ (→ S. 173).

Schlafstörungen

Körperliche und seelische Symptome

Tagesmüdigkeit, Abgeschlagenheit, Konzentrationsschwäche, leere Akkus, Leistungsdefizite, erhöhte Schmerzempfindlichkeit, Frieren, Missmut, nächtliche Unruhe, permanentes Gedankenkarussell, Angst vor dem nächsten Tag

Symbolische Bedeutung der Blockade

Den Tag nicht loslassen können; mit dem täglichen Leben nicht mehr fertig werden; Angst vor Kontrollverlust; zu starke Betonung des Denkens (= männlicher Pol); sich nicht in den weiblichen Pol (= Schlaf/Nacht) fallen lassen wollen bzw. können

Bewusste Bearbeitung

Den Tag bewusst abschließen; abhaken, was nicht mehr zu ändern ist; Probleme lösen, die immer wieder auftauchen und den Schlaf bedrohen; nach einem befriedigenden Tagwerk die Früchte der Nacht ernten

Stimmige Wirkpunkte zur Linderung der Blockade

Kopf (→ Übersicht hinten)

(90) *Punkt des Dritten Auges/6. Chakra (Extrapunkt KH 3)*

→ **Zone:** in der Vertiefung zwischen den Augenbrauen, zwischen Nasenwurzel und der Mitte der Stirn

→ **Wirkung:** beruhigt Körper, Geist und Seele, baut Nervosität ab und bereitet einen gesunden Schlaf vor

(105) *Zusammenkunft aller Leitbahnen (Lenkergefäß 20)*
- → **Zone:** auf der Mitte des Schädeldaches am höchsten Scheitelpunkt, in einer kleinen Mulde auf dem Mittelpunkt der Verbindungslinie zwischen beiden Ohrenspitzen
- → **Wirkung:** sinnvoll vor allem gegen Schlafstörungen und Nervosität, Benommenheit, Unruhezustände, Verspannungen und Schwindel

Körpervorderseite (→ Übersicht vorn)

(28) *Dritter Weiler am Fuß (Magen 36)*
- → **Zone:** vier Fingerbreit unterhalb der Kniescheibe, am Bein außen
- → **Wirkung:** stabilisiert und kräftigt den gesamten Körper, hilfreich bei Müdigkeit, Mattigkeit und Benommenheit, baut Unruhe und Nervosität ab

Beine (→ Übersicht hinten)

(70) *Beleuchtetes Meer (Niere 6)*
- → **Zone:** einen Fingerbreit unterhalb des inneren Knöchels
- → **Wirkung:** gut geeignet bei Müdigkeit und Schlaflosigkeit; schließt die Augen

(77) *Ursprung der emporziehenden Yang-Leitbahn (Blase 62)*
- → **Zone:** direkt unter dem Außenknöchel
- → **Wirkung:** Dieser Punkt schließt die Augen und hilft gegen Schlafstörungen.

Weitere Behandlungsmöglichkeiten finden Sie bei „Befreite Atmung" (→ S. 144), „Entspannter Schlaf" (→ S. 163), „Tragfähige Stabilität" (→ S. 173), „Aufbauende Vitalität" (→ S. 178) und „Harmonische Beziehungen" (→ S. 183).

Schwindel

Körperliche und seelische Symptome

Gleichgewichtsstörungen, Gefühl von Drehen und Schwanken, Angstgefühle, Störung der räumlichen Orientierung, Wahrnehmungsstörungen, Benommenheit

Symbolische Bedeutung der Blockade

Sich auf schwankendem, unsicherem Boden erleben; „aus dem Gleichgewicht (geraten) sein"; aus einer Situation am liebsten fliehen wollen; sich selbst etwas vormachen; sich „beschwindeln"

Bewusste Bearbeitung

Sich der Doppeldeutung von Schwindel und Schwindeln im eigenen Leben bewusst werden; sich den wahren Gegebenheiten anvertrauen; innere Sicht (und Einsicht) zur wirklichen Situation entwickeln; sein Gleichgewicht (neu) definieren und finden

Stimmige Wirkpunkte zur Linderung der Blockade

Kopf (→ Übersicht hinten)

(90) *Punkt des Dritten Auges/6. Chakra (Extrapunkt KH 3)*

→ **Zone:** in der Vertiefung zwischen den Augenbrauen, zwischen Nasenwurzel und der Mitte der Stirn

→ **Wirkung:** zentriert den Menschen und beruhigt Körper, Geist und Seele, baut Nervosität ab

93 *Aufnahme der Flüssigkeit (Konzeptionsgefäß 24)*
- → **Zone:** in der Mitte des Unterkiefers, in der Vertiefung unterhalb der Lippe
- → **Wirkung:** hilfreich gegen Schwindelgefühle, nervöse Übelkeit und Würgereiz

107 *Tore des Bewusstseins (Gallenblase 20)*
- → **Zone:** unterhalb der Schädelbasis, auf beiden Seiten in der Vertiefung zwischen den senkrechten Nackenmuskeln
- → **Wirkung:** hilfreich gegen Schwindelgefühle, Kopfschmerzen, Reizbarkeit sowie bei depressiver Verstimmung

Beine (→ Übersicht hinten)

77 *Ursprung der emporziehenden Yang-Leitbahn (Blase 62)*
- → **Zone:** direkt unter dem Außenknöchel
- → **Wirkung:** sinnvoll vor allem gegen Drehschwindel und Schwindelanfälle

83 *Mächtige große Straße (Leber 3)*
- → **Zone:** auf dem Fußrücken zwischen dem großen und dem zweiten Zeh, in der Vertiefung zwischen den Knochen (etwa drei Fingerbreit vom äußeren Ende der „Schwimmhaut“ entfernt)
- → **Wirkung:** Dieser Punkt ordnet das Chi (Lebensenergie) und hilft gegen Benommenheit und Schwindel.

Weitere Behandlungsmöglichkeiten finden Sie bei „Klarer Kopf“ (→ S. 139), „Fließende Bewegungen“ (→ S. 153), „Tragfähige Stabilität“ (→ S. 173) und „Harmonische Beziehungen“ (→ S. 183).

Sexualstörungen

Körperliche und seelische Symptome

Frau: Erregungsstörungen, Orgasmusprobleme, Vaginismus (Scheidenkrampf), schmerzhafter Sex
Mann: Erektionsstörungen, vorzeitige oder ausbleibende Ejakulation, Lustlosigkeit

Symbolische Bedeutung der Blockade

Mangelnde Aufnahme- bzw. Hingabebereitschaft, komplizierte innere Einstellung zum sexuellen Genuss und zur Sinnlichkeit; Hemmung, sich fallen oder gehen zu lassen; die letzte Kontrolle aufrechterhalten wollen.

Bewusste Bearbeitung

Sich der eigenen Verkrampfung im körperlichen und vor allem seelischen Bereich bewusst werden; die (hohe) Kunst der Liebe lernen; sich fallen lassen; die Einheit der Schöpfung erkennen und erleben; sich dem „Fluss des Lebens“ anvertrauen im Sinne von: „Dein Wille geschehe“

Stimmige Wirkpunkte zur Linderung der Blockade

Körpervorderseite (→ Übersicht vorn)

❾ *Taubenschwanz (Konzeptionsgefäß 15)*
→ **Zone:** am unteren Ende des Brustbeins
→ **Wirkung:** hilfreich gegen ängstliches, furchtsames und verkrampftes Verhalten

㉓ *Mittlerer Pol (Konzeptionsgefäß 3)*
→ **Zone:** Teilt man die Strecke vom Nabel bis zur Schambeinoberkante in fünf gleiche Teile, liegt dieser Punkt ein Fünftel vom Schambeinrand entfernt.
→ **Wirkung:** hilfreich gegen Schmerzhaftigkeit und Störungen im Genitalbereich

㉘ *Dritter Weiler am Fuß (Magen 36)*
→ **Zone:** vier Fingerbreit unterhalb der Kniescheibe, am Bein außen
→ **Wirkung:** kräftigt den gesamten Körper; hilfreich gegen Lähmungserscheinungen und Kräfteverfall

Körperrückseite (→ Übersicht vorn)

㊽ *Yang-Passtor des Lendenbereichs (Lenkergefäß 3)*
→ **Zone:** auf der Wirbelsäule, auf Höhe des fünften Lendenwirbels (in Höhe der Beckenkämme)
→ **Wirkung:** hilfreich gegen Lähmungserscheinungen und Verkrampfung der unteren Extremitäten

㊹ *Zimmer der Potenz (Blase 52)*
→ **Zone:** vier Fingerbreit links und rechts der Wirbelsäule, auf Höhe des dritten Lendenwirbels (in Höhe der Taille)
→ **Wirkung:** funktionelle Störungen der Sexualfunktion, psychosomatische Störungen, die mit Angst verbunden sind

Beine (→ Übersicht hinten)

69 *Mächtiger Wasserlauf (Niere 3)*
→ **Zone:** drei Fingerbreit oberhalb des Innenknöchels, etwas nach hinten am Vorderrand der Achillessehne
→ **Wirkung:** hilfreich gegen Schwächezustände, Störungen der Sexualfunktion; stärkt und stabilisiert

Übergewicht

Körperliche und seelische Symptome

Verstärktes, heftiges Schwitzen; orthopädische Probleme (Kreuzschmerzen, Kniebeschwerden, Fersensporn), Atemnot und Kurzatmigkeit, schnelle Ermüdung und geringe Belastbarkeit, seelische Probleme (Gefühle von Minderwertigkeit und Unattraktivität)

Symbolische Bedeutung der Blockade

Äußere Fülle statt innerer Erfüllung; im Essen ausgelebtes Liebes- und Genussbedürfnis; Schutzschicht gegenüber liebloser Umwelt aufbauen; sich eine Pufferzone zulegen, sich selbst „dick haben"; Last mit sich herumschleppen

Bewusste Bearbeitung

Sich im seelischen Bereich rund machen und fühlen; an seelischem Gewicht zunehmen – an körperlichem abnehmen; wichtig statt übergewichtig werden und sein; innere Erfüllung statt äußerer Fülle suchen und finden; (wieder) bewusst auf sein Hungergefühl achten: Ist es wirklich Appetit auf (grobstoffliche) Nahrung, oder ist es eine Kompensation, weil Feinstoffliches wie Liebe, Zuneigung oder Anerkennung fehlt?

Stimmige Wirkpunkte zur Linderung der Blockade

Bei Übergewicht empfehlen wir, alle der folgenden Punkte einzuschwingen.

Körpervorderseite (→ Übersicht vorn)

⑱ *Türangel des Himmels (Magen 25)*
- **Zone:** drei Fingerbreit seitlich des Bauchnabels
- **Wirkung:** hilfreich gegen Gedunsenheit, Völlerei und Völlegefühl

㉖ *Bergrücken und Hügel (Magen 34)*
- **Zone:** drei Fingerbreit oberhalb des oberen äußeren Kniescheibenrandes
- **Wirkung:** sinnvoll zur Anregung des Stoffwechsels bei Adipositas (Übergewicht)

㉘ *Dritter Weiler am Fuß (Magen 36)*
- **Zone:** vier Fingerbreit unterhalb der Kniescheibe, am Bein außen
- **Wirkung:** sinnvoll gegen stockende Verdauung und Störungen in der Nahrungsaufnahme

Beine (→ Übersicht hinten)

67 *Kreuzung der drei Yin-Leitbahnen (Milz 6)*
- **Zone:** vier Fingerbreit über dem höchsten Punkt des inneren Fußknöchels, am Innenrand des Schienbeins
- **Wirkung:** stabilisiert nervöse Spannungen im Unterleib, löst Blockaden im Verdauungstrakt

71 *Gelber Fürst (Milz 4)*
- **Zone:** in der Verlängerungslinie von Energiepunkt 72 (Milz 3) in Richtung Knöchel, vor einem deutlich tastbaren Knochenvorsprung
- **Wirkung:** hilfreich gegen einen rebellierenden Magen, Verdauungsstörungen und Appetitlosigkeit bzw. dem Gegenteil davon (ständiges Hungergefühl)

72 *Das größte Weiße (Milz 3)*
→ **Zone:** am Fußgewölbe einen Daumenbreit hinter dem Fußballen, auf der Seite des großen Zehs (am Übergang zwischen weißem und rotem Fleisch)
→ **Wirkung:** harmonisiert den Magen, ordnet die Mitte und stärkt die Milz

Kopf (→ Übersicht hinten)

100 *Ohrpunkt Antiaggression*
→ **Zone:** auf dem Ohrläppchen, kurz unterhalb des tiefsten Einschnittes zwischen den beiden Knorpelvorsprüngen
→ **Wirkung:** hilft dabei, die Energien (und Aggressionen) nicht gegen sich zu verwenden, sondern für sich selbst zu nützen

97 *Ohrpunkt Frustration*
→ **Zone:** vor dem Ohr, oberhalb des Knorpelvorsprunges, der vor dem Gehörgang liegt, wo die Ohrmuschel oben angewachsen ist
→ **Wirkung:** sinnvoll gegen Frustessen und übertriebene Nahrungsaufnahme aus Langeweile

101 *Ohrpunkt Begierde*
→ **Zone:** am äußeren Ohrrand, am Übergang zwischen Ohrläppchen und dem knorpeligen Anteil der Ohrmuschel
→ **Wirkung:** stillt den unnatürlichen Heißhunger auf (zu viel) Essen, lindert Fressattacken

Weitere Behandlungsmöglichkeiten finden Sie bei „Wohltuende Verdauung" (→ S. 148), „Befriedigende Sexualität" (→ S. 158), „Tragfähige Stabilität" (→ S. 173), „Aufbauende Vitalität" (→ S. 178) und „Harmonische Beziehungen" (→ S. 183).

Wechseljahresbeschwerden

Körperliche und seelische Symptome

Hitzewallungen, Umstellung des Hormonhaushaltes, unregelmäßiger Zyklus, ungewohnte Gereiztheit, Schlafstörungen, innere Unruhe, Ziehen und Spannen in der Brust, häufig und schnell wechselnde Stimmungen

Symbolische Bedeutung der Blockade

Bilanz wird gezogen für ein (halbes) Leben; Symptome zeigen offengebliebene Themen (ungelebte Weiblichkeit); Versäumnisängste, Panikstimmung, Nachholbedarf

Bewusste Bearbeitung

Die heiße Frau noch einmal bewusst (auf)leben lassen; sich begeistern und Hitze im übertragenen Sinne entflammen: „Feuer und Flamme“ für anstehende Themen sein, statt störender Hitze bewusst liebevolle Warmherzigkeit leben

Stimmige Wirkpunkte zur Linderung der Blockade

Kopf (→ Übersicht hinten)

105 *Zusammenkunft aller Leitbahnen (Lenkergefäß 20)*

- → **Zone:** auf der Mitte des Schädeldaches am höchsten Scheitelpunkt, in einer kleinen Mulde auf dem Mittelpunkt der Verbindungslinie zwischen beiden Ohrenspitzen
- → **Wirkung:** sinnvoll vor allem gegen Nervosität, Benommenheit, Unruhezustände, Verspannungen und Schwindel

Körpervorderseite (→ Übersicht vorn)

⓳ *Wachtor der Geisteskraft (Konzeptionsgefäß 8)*
→ **Zone:** im Bauchnabel
→ **Wirkung:** gut geeignet gegen Verkrampfung und Gefühle sowie Symptome der „Ohnmacht"; sorgt für Energieausgleich

⓴ *Meer der Energie (Konzeptionsgefäß 6)*
→ **Zone:** Teilt man die Strecke vom Nabel bis zur Schambeinoberkante in fünf gleiche Teile, liegt dieser Punkt etwa ein Fünftel vom Nabel nach unten entfernt.
→ **Wirkung:** Dieser Punkt reguliert den Monatsfluss und hilft somit gegen unregelmäßige Periode.

㉘ *Dritter Weiler am Fuß (Magen 36)*
→ **Zone:** vier Fingerbreit unterhalb der Kniescheibe, am Bein außen
→ **Wirkung:** baut Unruhe und Nervosität ab, stabilisiert und kräftigt den gesamten Körper

Körperrückseite (→ Übersicht vorn)

㉝ *Großer Wirbel (Lenkergefäß 14)*
→ **Zone:** auf der Wirbelsäule auf Schulterhöhe, unterhalb des siebten Halswirbels
→ **Wirkung:** sinnvoll gegen Hitze, Kraftlosigkeit und Spannungsgefühle; leitet krank machende Faktoren aus

㊸ *Gekrümmter Teich (Dickdarm 11)*
→ **Zone:** am äußeren Ende der Ellenbogenfalte auf der Daumenseite
→ **Wirkung:** wirksam gegen Hitzewallungen und Fieber, steigert die Abwehrkräfte

Beine (→ Übersicht hinten)

(83) *Mächtige große Straße (Leber 3)*

→ **Zone:** auf dem Fußrücken zwischen dem großen und dem zweiten Zeh, in der Vertiefung zwischen den Knochen (etwa drei Fingerbreit vom äußeren Ende der „Schwimmhaut" entfernt)

→ **Wirkung:** sorgt zusammen mit Energiepunkt 105 (Lenkergefäß 20) für eine verstärkte Entspannung

Weitere Behandlungsmöglichkeiten finden Sie bei „Klarer Kopf" (→ S. 139), „Befriedigende Sexualität" (→ S. 158), „Entspannter Schlaf" (→ S. 163), „Tragfähige Stabilität" (→ S. 173), „Aufbauende Vitalität" (→ S. 178) und „Harmonische Beziehungen" (→ S. 183).

Zahnschmerzen

Körperliche und seelische Symptome

Stichartige oder dauerhafte Schmerzen, Schmerzen bei Überempfindlichkeit auf heiß und kalt, Parodontose, freigelegte Zahnhälse, entzündete Zahnwurzeln, Karies, fehlender oder beschädigter Zahnschmelz, Zahntaschen, Mundfäule oder starker Mundgeruch

Symbolische Bedeutung der Blockade

Hinweis auf den eigenen „Biss" und die Aggression im Leben; „Zähne zeigen" statt Schmerzen erleiden; sich wehren lernen, sich durchbeißen; „auf dem Zahnfleisch gehen"; sich selbst „auf den Zahn fühlen"

Bewusste Bearbeitung

Hinterfragen, wo und wann man sich nicht durchbeißen kann oder möchte; das Thema der aggressiven Vitalität („Biss haben") durchleuchten; ein Nest für die „Waffen des Mundes" bauen; mutig für die Regeneration des eigenen Bisses sorgen und kämpfen; der Fähigkeit, zuzubeißen, eine solide Basis geben. Ein weitverbreitetes Phänomen zeigt sich im (nächtlichen) Zähneknirschen, als „Bruxismus" bezeichnet. Wenn es uns tagsüber nicht gelingt, unsere Vitalität und Aggression herauszulassen oder gar auszuleben, dann schlummern sie in uns und suchen sich diesen Kanal (zur Entladung). Wir sollten uns fragen, welche bewussten Ventile wir haben, „Dampf" abzulassen, Projekte mutig anzugehen, „Biss zu zeigen" statt unsere Beißinstrumente (selbst) zu zermalmen.

Stimmige Wirkpunkte zur Linderung der Blockade

Kopf (→ Übersicht hinten)

(102) *Kellerloch der Wange (Dünndarm 18)*
→ **Zone:** am unteren Ende des Wangenknochens, unter dem äußeren Augenwinkel
→ **Wirkung:** sinnvoll gegen Zahn- und Gesichtsschmerzen, sowie Trigeminus-Neuralgie

(104) *Punkt, der Großes empfängt (Magen 5)*
→ **Zone:** in einer Delle am Unterkieferrand; bläst man die Wangen auf, liegt der Punkt da, wo sich die Wange vom Unterkiefer abhebt.
→ **Wirkung:** hilfreich gegen Zahnschmerzen und Aufgedunsenheit des Gesichtes

(103) *Maxilla (Magen 6)*
→ **Zone:** vom Kieferwinkel ausgehend einen Fingerbreit nach vorn und einen Fingerbreit nach oben
→ **Wirkung:** wirksam gegen Zahnschmerzen (auch Schmerzen nach Zahnextraktion) oder bei Lähmungen im Gesichtsbereich

Hände (→ Übersicht hinten)

(57) *Äußeres Passtor (Dreifacher Erwärmer 5)*
→ **Zone:** drei Fingerbreit oberhalb der Handgelenksfalte, auf der Oberseite des Unterarms zwischen Elle und Speiche
→ **Wirkung:** anzuwenden bei Zahnschmerzen und allergischen Reaktionen, steigert das körpereigene Immunsystem und schützt vor krank machenden Einflüssen von außen; aktiviert den inneren Heiler und die Selbstheilungskräfte des Menschen

Beine (→ Übersicht hinten)

87 *Unterdrückte Heiterkeit (Magen 45)*
→ **Zone:** im Nagelfalzwinkel des zweiten zum dritten Zeh
→ **Wirkung:** anzuwenden gegen Zahnschmerzen, verzerrter Mund, Kiefersperre und Schwellung des Gesichtes

Weitere Behandlungsmöglichkeiten finden Sie bei „Tragfähige Stabilität" (→ S. 173).

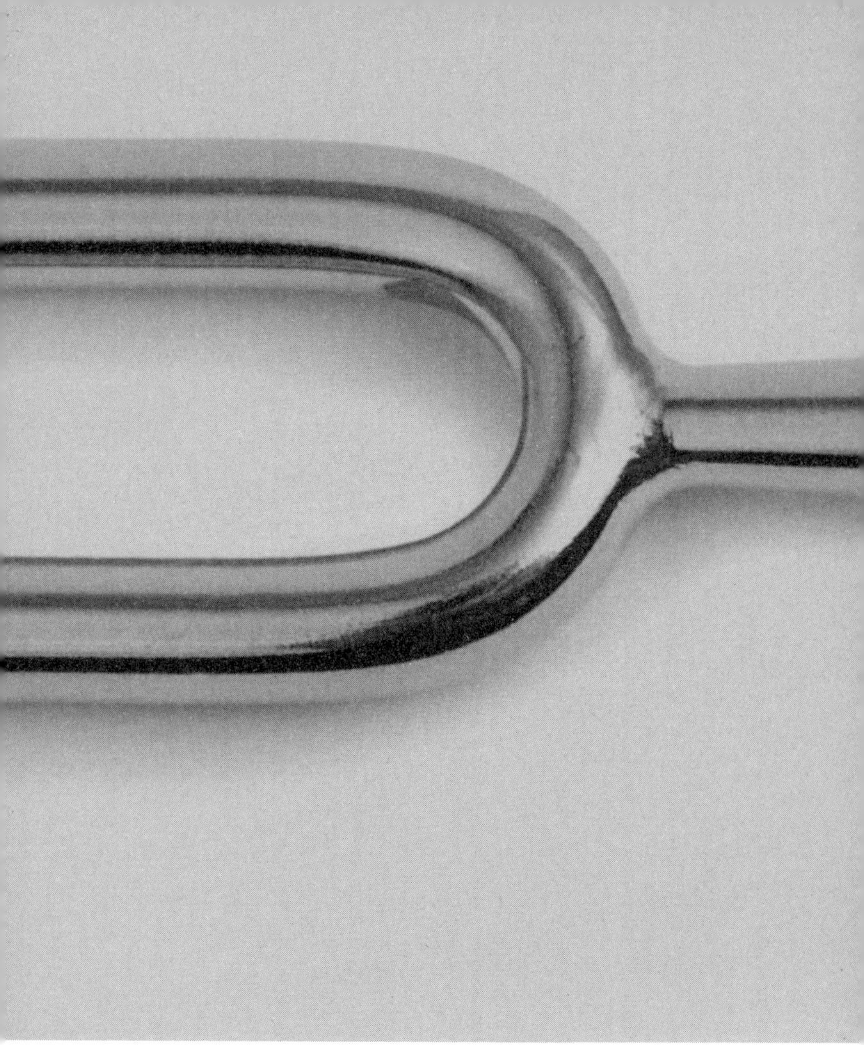

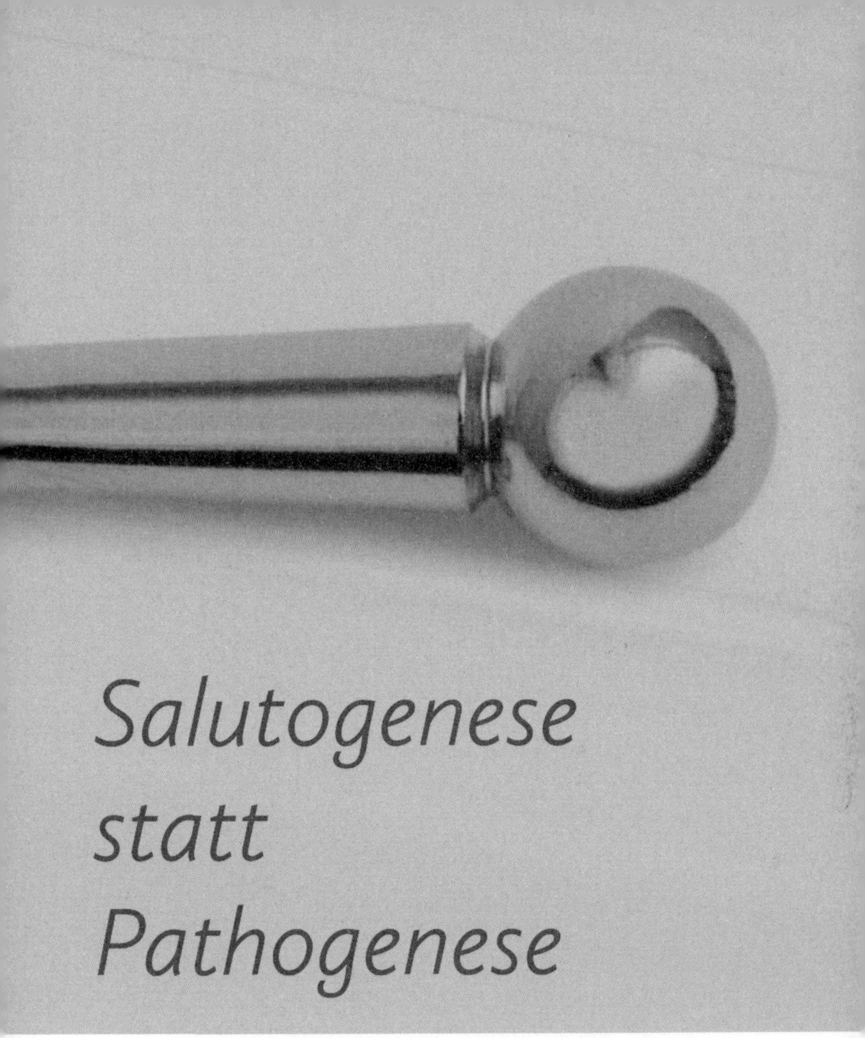

Salutogenese statt Pathogenese

In Anbetracht der Kostenexplosion im Gesundheitswesen, der damit verbundenen Risiken und der absehbaren Konsequenzen ist es fraglich, wie lange wir uns noch „Krankheit" in der heutigen Form leisten können. Gleichzeitig wächst das Bewusstsein wie auch die Bereitschaft in breiten Teilen der Bevölkerung, eigenständige Schritte zur Vorsorge und Gesunderhaltung zu unternehmen. Und das ist auch gut so. Niemand muss ein größeres Interesse an unserem körperlichen, geistigen und seelischen Wohlbefinden haben als wir selbst.

Übrigens gibt es schon in der chinesischen Medizin mehr Angebote und Möglichkeiten zur Vorsorge als zur Therapie von bereits bestehenden Blockaden und Krankheiten. Dies spiegelt natürlich auch das Anliegen von Medizin und Alternativmedizin wider, in erster Linie die Gesunderhaltung und erst in zweiter die Behandlung und Therapie anzustreben. Auch deshalb eignen sich die heilsamen Methoden der Traditionellen Chinesischen Medizin so gut zur Selbstbehandlung.

In unserer westlichen Auffassung liegt die Betonung noch deutlich auf der Pathogenese, also der Behandlung und Therapie bereits bestehender und augenfälliger Symptome und Krankheiten. Mit den nachfolgend vorgeschlagenen „Balancings zur Vorsorge und Gesunderhaltung" möchten wir Ihnen eine der Pathogenese entgegengesetzte Sichtweise vorstellen, die nicht wartet, bis „das Kind bereits in den Brunnen gefallen ist". Wir sprechen hierbei von der sogenannten Salutogenese.

Gesundheit als Prozess

Salutogenese bezeichnet eine Denkweise, die sich auf eine dynamische Wechselwirkung zur Entstehung von Gesundheit bezieht (lat. salus = Gesundheit, Wohlergehen; griech. génesis = Ursprung, Entstehung) und Gesundheit nicht als Zustand, sondern als Prozess versteht. Der Begriff wurde in den siebziger Jahren vom israelisch-amerikanischen Medizinsoziologen Aaron Antonovsky (1923–1994) als Gegenbegriff zur Pathogenese (Entstehung von Krankheit) geprägt.

Klarer Kopf

Am Ziel: der (salutogenetische) Idealzustand

Der Blick in die Welt aus einem klaren Kopf heraus ist durchaus vergleichbar mit dem Durchblick durch eine blanke und frisch geputzte Fensterscheibe: Kein Schleier kann uns daran hindern, die Schönheit dieser Welt in all ihren Facetten wahrzunehmen und in der Folge mit allen Sinnen zu genießen.

Fühlen Sie sich in diese Situation hinein: Sie erfahren mit dem ganzen Körper dieses befreiende Gefühl, scharf zu sehen, gut zu hören, klare Gedanken zu fassen und sich konzentrieren zu können. Keine Dumpfheit oder Benebelung (als ob wir ständig Ohrstöpsel tragen würden), kein Gefühl der Enge oder Anspannung – unsere Energie (das Chi) darf frei fließen.

Mit einem klaren Kopf fühlen Sie sich vollkommen frei und rundherum wohl, haben den perfekten „Überblick" über Ihr Leben und bewahren auch in brenzligen Situationen einen „kühlen Kopf".

Unser Ziel ist es:

- klar hinsehen zu können, ohne uns den Blick vernebeln zu lassen,
- aufmerksam zu sein und auch die leisen Töne wahrzunehmen,
- uns klaren und erhobenen Hauptes neuen Anforderungen zu stellen,
- klare Entscheidungen treffen zu können,
- Harmonie zwischen Kopf, Herz und Bauch wahrzunehmen, ohne zu kopflastig zu sein.

Stolpersteine auf dem Weg zum Idealzustand

Sorgen und Probleme können uns über den Kopf wachsen, unsere Sinne benebeln, dann zerbrechen wir uns den Kopf, stundenlang bei Tag und schlimmstenfalls auch in der Nacht. Übermüdet schleichen wir durch unser Leben, lassen den Kopf hängen oder stecken ihn vor lauter Frust in den Sand.

Wir sollten uns fragen, ob Angst oder Fantasielosigkeit verhindern, dass wir klarer sehen können, oder ob wir uns nicht zu sehr von Zorn, Missgunst, Neid oder auch Kummer überrollen lassen? Vor allem, wenn wir immer öfter spüren, wie unser Blick vernebelt wird und Ärger in uns aufsteigt, sodass wir das Gefühl haben, wir müssten gleich platzen. Das ist nur allzu menschlich, wenn das hin und wieder geschieht. Aber wenn es unser gesamtes Leben beherrscht, dann kranken wir daran und bewegen uns in einem dunklen Feld. Wir erahnen bestenfalls, dass wir Gefahr laufen, den Zugang zum Licht und zur Klarheit nachhaltig zu verlieren.

Erst wenn wir in uns selbst zu Hause sind, wenn wir uns von „äußeren Mächten" nicht (mehr) überwältigen lassen, erst dann machen wir den Weg frei zu einer Lebenseinstellung ohne krank machenden Perfektionsanspruch. Dann können wir auch eigene Fehler zulassen, ohne uns minderwertig zu fühlen. Und: Humor ist die beste Medizin. Wer über sich lachen kann, holt sich nicht unnötige Kopfschmerzen, weil er immer „mit dem Kopf durch die Wand" gehen muss.

Anzeichen, dass die Seele um Hilfe bittet

Überdruckgefühl, einseitiges Denken, sich gedanklich im Kreis drehen, keinen klaren Gedanken fassen können, Überforderung, dumpfes Gefühl im Kopf („ein Brett vor dem Kopf haben"), aufsteigender Zorn, rotsehen

Anzeichen, dass der Körper um Hilfe bittet

Kopfschmerzen, Druck im Kopf, gedämpftes Hören, vernebelter Blick, Nackenverspannungen, eingeschränkte Beweglichkeit des Kopfes

Balancing zur Vorsorge und Gesunderhaltung

Das Einschwingen folgender Punkte hilft uns dabei, einen klaren Kopf zu erhalten:

Kopf (→ Übersicht hinten)

105 *Zusammenkunft aller Leitbahnen (Lenkergefäß 20)*
→ **Zone:** auf der Mitte des Schädeldaches, am höchsten Scheitelpunkt auf dem Mittelpunkt der Verbindungslinie zwischen beiden Ohrspitzen
→ **Wirkung:** klärt und beruhigt den Geist, besänftigt aufsteigenden Zorn und öffnet unsere Sinnesorgane

94 *Am Ohr entlang gelegenes Tal (Gallenblase 8)*
→ **Zone:** zwei Fingerbreit oberhalb des höchsten Punktes der Ohrmuschel
→ **Wirkung:** öffnet die Ohren und sorgt für eine Querdurchflutung des Kopfes

91 *Zusammengelegter Bambus (Blase 2)*
→ **Zone:** am inneren Ende der Augenbraue
→ **Wirkung:** klärt die Augen und wirkt beruhigend

108 *Versammlungshalle des Windes (Lenkergefäß 16)*
→ **Zone:** auf der Mittellinie des Hinterkopfes, in der großen Vertiefung unterhalb der Schädelbasis
→ **Wirkung:** klärt den Geist, unterstützt das Gehirn, beruhigt und stärkt die geistige Leistungsfähigkeit

(107) *Tore des Bewusstseins (Gallenblase 20)*
→ **Zone:** unterhalb der Schädelbasis, auf beiden Seiten in der Vertiefung zwischen den senkrechten Nackenmuskeln
→ **Wirkung:** beruhigt, klärt die Augen, beseitigt Schmerzen

(109) *Himmlische Säule (Blase 10)*
→ **Zone:** einen Fingerbreit unterhalb der Schädelbasis auf den Muskelsträngen, einen Fingerbreit links und rechts der Wirbelsäule
→ **Wirkung:** beseitigt Verspannungen und Schmerzen und klärt durch die Entspannung Augen, Kopf und Gehirn

Körperrückseite (→ Übersicht vorn)

(37) *Das Innerste des Inneren (Blase 43)*
→ **Zone:** vier Fingerbreit links und rechts der Wirbelsäule, auf Höhe des vierten Brustwirbels (etwa auf Höhe der hinteren Achselfalte)
→ **Wirkung:** gibt Energie und belebt den Geist

Hände (→ Übersicht hinten)

(56) *Vereinte Täler (Dickdarm 4)*
→ **Zone:** bei angelegtem Daumen auf dem Muskelwulst, der sich am Daumengrundgelenk bildet
→ **Wirkung:** beruhigt den Geist, harmonisiert den Energiefluss und beseitigt Schmerzen

(58) *Mittleres Eiland (Dreifacher Erwärmer 3)*
→ **Zone:** auf dem Handrücken, genau zwischen dem vierten und fünften Finger, in der Vertiefung zwischen den Knochen (etwa zwei Fingerbreit vom äußeren Ende der „Schwimmhaut“ entfernt)
→ **Wirkung:** „befreit“ den Kopf und vor allem die Augen

Beine (→ Übersicht hinten)

67 *Kreuzung der drei Yin-Leitbahnen (Milz 6)*
→ **Zone:** vier Fingerbreit direkt oberhalb des Innenknöchels
→ **Wirkung:** stärkt und lenkt den Gedankenfluss in ruhige Bahnen

83 *Mächtige große Straße (Leber 3)*
→ **Zone:** auf dem Fußrücken zwischen dem großen und dem zweiten Zeh, in der Vertiefung zwischen den Knochen (etwa drei Fingerbreit vom äußeren Ende der „Schwimmhaut" entfernt)
→ **Wirkung:** beseitigt Stagnationen, reguliert den Energiefluss und unterstützt die Augen

84 *Innerer Hof (Magen 44)*
→ **Zone:** in der „Schwimmhaut" zwischen dem zweiten und dritten Zeh
→ **Wirkung:** stillt Schmerzen, vermindert die trüben Gedanken und reguliert die aufsteigende Energie

Befreite Atmung

Am Ziel: der (salutogenetische) Idealzustand

Stellen Sie sich vor, Sie stehen auf einem majestätischen Berg oder am Strand des weitläufigen Meeres. Dabei können Sie Ihren Blick weit und frei schweifen lassen, die Sie umgebende Luft ist prickelnd, klar und frisch.

Sie nehmen einen tiefen Atemzug, so tief, dass die Luft bis in den letzten Winkel Ihrer Lunge strömen kann. Der Rippenbogen weitet sich, Ihr Bauch wölbt sich nach vorn, und Sie haben das wohlige Gefühl, dass die Luft bis in Ihre Finger- und Zehenspitzen strömen und sich ausbreiten kann. Das fühlt sich an wie das Überschreiten einer unsichtbaren Schwelle – welch ein beglückendes und erfrischendes Gefühl: Nichts engt Sie ein, nichts schnürt Ihnen die Luft ab, Sie werden ganz weit und fühlen sich frei! Bleiben Sie nun einen Moment so stehen, ohne die Luft anzuhalten.

Erst nach diesem kurzen und bewussten Augenblick des Verharrens lassen Sie die nun verbrauchte Luft wieder entweichen: Lassen Sie beim Ausatmen die Luft einfach frei flie-

Unser Ziel ist es:

- → innere und äußere Kommunikationswege zu überprüfen und zu befreien,
- → ungehemmten Austausch ohne Barrieren zu ermöglichen,
- → bewusst annehmen und abgeben zu können,
- → Begeisterung auszuleben und Unnützes loslassen zu können,
- → in den Fluss des eigenen Lebens eintauchen zu können.

ßen, Sie werden sich bewusst, dass keine Barriere Ihren freien Atemfluss aufhalten kann. Pusten Sie auch noch den letzten Rest an „alter“ Luft hinaus. Und wie von selbst setzt in der Folge wieder Ihr Einatmen ein, so wie in der Natur der Tag auf die Nacht folgt oder Flut auf Ebbe.

Stolpersteine auf dem Weg zum Idealzustand

„Wir halten vor Schreck die Luft an“, und Angst und Unsicherheit „sitzen uns im Nacken“. Oder: Wir sind vollkommen verspannt, können uns nur schlecht oder überhaupt nicht öffnen oder weiten. Seelisch fühlen wir uns eher klein und minderwertig. Die Folge: Wir erlauben uns nicht einmal (mehr), tief durchzuatmen. Die Atmung wird immer flacher und verhindert, dass unsere Organe bis in die kleinste Zelle mit dem lebensnotwendigen Sauerstoff in ausreichendem Maße durchflutet werden können. Die krank machende Auswirkung: Langsam aber sicher wird so unser gesamter Organismus aus Körper, Geist und Seele in Mitleidenschaft gezogen.

Schauen wir gemeinsam auf den Gegenpol – das Ausatmen: Wenn wir nicht frei ausatmen (können), bleibt zu viel verbrauchte Luft im Körper. So belasten wir uns nach und nach mit unnötigen Schlacken, die wie überflüssiger Müll irgendwo in unserem Körperland abgelagert werden.

Dauerhafte Probleme mit dem Ausatmen manifestieren sich in Erkrankungen der Atemwege (z.B. Asthma): Eine unsichtbare (seelische) Barriere hemmt hier den freien Atemstrom, und die verbrauchte Luft staut sich, ähnlich einem angestauten Flusslauf vor einem Hindernis. So wird auf Dauer ein Teufelskreis in Gang gesetzt, denn das verunreinigte Gewebe führt zu Verspannungen und Schmerzen, die wiederum verhindern, dass wir frei und tief durchatmen können.

Anzeichen, dass die Seele um Hilfe bittet

Es „verschlägt uns den Atem“; wir „halten vor Schreck die Luft an“; etwas „schnürt uns die Luft ab“; wir müssen „nach Luft schnappen“ (weil uns sonst „die Luft wegbleibt“); wir sollten uns dringend „Luft verschaffen“.

Anzeichen, dass der Körper um Hilfe bittet

Atemnot, Husten, Müdigkeit, Abgeschlagenheit, Erschöpfung, Verspannungen im Schulter-Nacken-Bereich und Brustkorb, Schwindel, undefinierbare Schmerzen im ganzen Körper

Balancing zur Vorsorge und Gesunderhaltung

Um diese Freiheit des freien Atmens zu genießen, unterstützen Sie Ihren Organismus neben der beschriebenen Atemübung durch die Behandlung folgender Punkte mit positivem und heilendem Einfluss auf die Atmungsenergie, auch „Chi des Atems“ genannt:

Körpervorderseite (→ Übersicht vorn)

❸ *Residenz der Mitte (Lunge 1)*

- **Zone:** im äußeren Brustbereich, ein Daumenbreit unterhalb des Schlüsselbeins
- **Wirkung:** stärkt die Lunge, klärt und öffnet das obere Energiefeld reguliert das Atem-Chi

❼ *Meisterpunkt des Chi (Konzeptionsgefäß 17)*

- **Zone:** etwas unterhalb der Mitte des Brustbeines
- **Wirkung:** stärkt und reguliert die Zirkulation des Atem-Chi im oberen Energiefeld, öffnet und weitet den Brustkorb

⓫ *Ellenbogenteich (Lunge 5)*

→ **Zone:** in der Mitte der Ellenbogenfalte, neben der spürbaren Sehne (Richtung Daumenseite)

→ **Wirkung:** reguliert das Lungen-Chi, kühlt Hitze im oberen Energiefeld und entspannt die Sehnen; löst Schleim aus der Lunge

Hände (→ Übersicht hinten)

63 *Passtor des Inneren (Perikard 6)*

→ **Zone:** drei Fingerbreit oberhalb der Handgelenksfalte, in der Mitte der Innenseite des Unterarms

→ **Wirkung:** öffnet den Brustkorb, reguliert die Zirkulation des Chi im mittleren Energiefeld und beseitigt Beklemmungen

65 *Wolkenbruch (Lunge 7)*

→ **Zone:** zwei Fingerbreit oberhalb des Endes der Handgelenksbeugefalte, auf der Daumenseite in einer kleinen Vertiefung

→ **Wirkung:** fördert die Verteilung des Lungen-Chi, hilft, Trauer zu verarbeiten

64 *Großer Wasserschlund (Lunge 9)*

→ **Zone:** am Ende der Handgelenksbeugefalte auf der Daumenseite

→ **Wirkung:** baut Lungen-Chi auf und reguliert die Zirkulation; auch hilfreich bei Husten, löst Schleim

56 *Vereinte Täler (Dickdarm 4)*

→ **Zone:** bei angelegtem Daumen auf dem Muskelwulst, der sich am Daumengrundgelenk bildet

→ **Wirkung:** verteilt das Lungen-Chi und entlastet die Körperoberfläche

Wohltuende Verdauung

Am Ziel: der (salutogenetische) Idealzustand

Es klingt wie im Märchen, eine Szene aus „Tischlein deck dich“: Ein liebevoll und reich gedecktes Büffet, wir freuen uns schon auf das wunderbare Essen, und das Wasser läuft uns förmlich im Mund zusammen. Außer der Auswahl der richtigen Speise, dem sinnlichen Ablauf, diese in den Mund zu nehmen, genüsslich zu kauen, um das Fest unserer Geschmacksknospen zu genießen, müssen wir uns um nichts weiter kümmern, außer zu schlucken. Wenn wir dann noch ein wohliges Gefühl im Magen haben, ist der Idealzustand erreicht.

Normalerweise müssen wir an den Verdauungsprozess keinerlei Gedanken verschwenden, auch wenn wir wissen, dass alle Köstlichkeiten, die wir zu uns nehmen, uns auch wieder (in transformierter Form) verlassen.

Denn im Idealfall spüren wir den Verdauungsvorgang nicht und müssen uns folglich nur um die Ausscheidung kümmern. Und unser Körper weiß, wie der goldene Mittelweg aussieht.

Unser Ziel ist es:

- einen gesunden Mittelweg zwischen bewusstem Geben und Nehmen zu finden,
- zu behalten, was wir brauchen, und loszulassen, was wir nicht (mehr) benötigen,
- geschehen zu lassen und anzunehmen, zu bearbeiten und zu transformieren,
- Mut zu entwickeln, unseren „Schiss“ in den Griff zu bekommen.

Verfügen wir über einen regelmäßigen und „geformten" Stuhlgang, so fühlen wir uns hinterher erleichtert, wohl und frei, wie immer, wenn wir Ballast „hinter uns lassen" können.

Weder das zu schnelle Loslassen (Durchfall) noch das langsame und mühsame Herausdrücken (Verstopfung) kann uns diese natürliche Befriedigung schenken.

Stolpersteine auf dem Weg zum Idealzustand:

Auch im Volksmund ist der Zusammenhang zwischen dem Verdauungssystem und der Psyche wohlbekannt:

→ Wie viel runtergeschluckter und nicht verdauter Ärger, Frust oder Aggression „brennt" oder „vergammelt" in unseren Eingeweiden?
→ Was „schlägt mir auf den Magen"?
→ Wovor „habe ich Schiss" (= Angst)?
→ Wo bin ich seelisch so verstopft, dass in der Folge auch mein regelmäßiger Stuhlgang blockiert ist?

Abgesehen von ernsthaften Erkrankungen des Verdauungssystems (z. B. Zöliakie, Laktoseintoleranz, Tumorerkrankungen), die sich erst durch chronische Störungen im System ausbilden können, finden Fachleute häufig keine offensichtliche Ursache für die Verdauungsunregelmäßigkeiten. Man kann zwar damit leben, aber nicht unbeschwert genießen. Fragen bei der Nahrungsaufnahme können ganz schön nerven: Vertrage ich das überhaupt? Was passiert, wenn ich das jetzt esse? Bekomme ich Bauchschmerzen, Blähungen, Durchfall oder liegt mir das „wie ein Stein im Magen"?

Verlässt uns der Stuhl zu häufig, zu schnell, zu dünn, hat der Organismus gar nicht ausreichend Zeit, alle guten und notwendigen Stoffe aus der Nahrung zu eliminieren und aufzunehmen. Abgesehen davon ist es störend und unangenehm zugleich, ständig zur Toilette rennen zu müssen, was so weit führen kann, dass man in seinem sozialen Leben eingeschränkt ist.

Wir dürfen uns im seelischen Bereich fragen, wovor wir „Schiss" haben oder weshalb wir „die Hosen voll haben"?

Auch das Gegenteil, die Verstopfung, belastet uns im wahrsten Sinne des Wortes. Wir fühlen uns voll und schwer, es drückt und zwackt, und wir müssen praktisch Schwerstarbeit leisten, um die Abfallprodukte wieder loszuwerden. Auf seelischer Ebene dürfen wir uns fragen: Von was will ich mich nicht trennen? Brauche ich den „alten Kram" überhaupt noch? Warum halte ich ihn mit aller Gewalt fest? Warum schaffe ich nicht lieber Platz für Neues?

Anzeichen, dass die Seele um Hilfe bittet

Existenzängste, Unwohlsein, Vermeidungshaltung, Rückzug, Lebensangst; Unvermögen, seelische Eindrücke zu verarbeiten und hinter sich zu lassen (= Stuhlgang)

Anzeichen, dass der Körper um Hilfe bittet

Bauchschmerzen, Blähungen, Völle- und Druckgefühl, Sodbrennen, Durchfall, Verstopfung

Balancing zur Vorsorge und Gesunderhaltung

Mit dem nachfolgenden Balancing helfen Sie Ihrem Verdauungssystem, die goldene Mitte zu finden. Probieren Sie aus, auf welche(n) der aufgeführten Punkte Sie am besten ansprechen.

Körpervorderseite (→ Übersicht vorn)

8 *Tor einer Periode (Leber 14)*
- → **Zone:** auf einer senkrechten Linie unterhalb der Brustwarzen, etwa auf Höhe des Brustbeinendes
- → **Wirkung:** entspannt den Magen

15 *Pforte in der Absperrung (Leber 13)*
- → **Zone:** auf einer senkrechten Linie von der vorderen Achselfalte in Taillenhöhe
- → **Wirkung:** harmonisiert die Verdauungsfunktion

18 *Türangel des Himmels (Magen 25)*
- → **Zone:** drei Fingerbreit seitlich des Bauchnabels
- → **Wirkung:** beseitigt den Stau im Dickdarm und fördert die Bewegung

20 *Meer der Energie (Konzeptionsgefäß 6)*
- → **Zone:** Teilt man die Strecke vom Nabel bis zur Schambeinoberkante in fünf gleiche Teile, liegt der Punkt etwa ein Fünftel vom Nabel entfernt.
- → **Wirkung:** reguliert die Darmfunktion

28 *Dritter Weiler am Fuß/Göttlicher Gleichmut (Magen 36)*
- → **Zone:** vier Fingerbreit unterhalb der Kniescheibe am Unterschenkel außen
- → **Wirkung:** reguliert den Magen und den Darm und stärkt die Verdauungsenergie

Körperrückseite (→ Übersicht vorn)

47 *Transportpunkt des Dickdarms (Blase 25)*
- → **Zone:** zwei Fingerbreit neben der Wirbelsäule, auf Höhe des fünften Lendenwirbels (in Höhe der Beckenkämme)
- → **Wirkung:** stärkt die Funktion des Dickdarms

(49) *Transportpunkt des Dünndarms (Blase 27)*

- **Zone:** zwei Fingerbreit links und rechts der Wirbelsäule, etwa vier Fingerbreit unterhalb von Blase 25 in einem Grübchen
- **Wirkung:** stärkt die Funktion des Dünndarms und des Stuhlverhaltens und reguliert die Feuchtigkeit im unteren Energiefeld

Beine (→ Übersicht hinten)

(67) *Kreuzung der drei Yin-Leitbahnen (Milz 6)*

- **Zone:** vier Fingerbreit direkt oberhalb des Innenknöchels
- **Wirkung:** harmonisiert die Verdauung und hält den Stuhl an seinem Platz

(83) *Mächtige große Straße (Leber 3)*

- **Zone:** auf dem Fußrücken zwischen dem großen und dem zweiten Zeh, in der Vertiefung zwischen den Knochen (etwa drei Fingerbreit vom äußeren Ende der „Schwimmhaut“ entfernt)
- **Wirkung:** hilfreich bei Neigung zu dünnem Stuhl

Fließende Bewegungen

Am Ziel: der (salutogenetische) Idealzustand

Blicken wir auf die Wunder der Natur, entdecken wir dort, mit welcher Leichtigkeit und Schwerelosigkeit Vögel durch die Lüfte gleiten. Wer einmal Fische im Wasser beobachtet hat, der weiß, was fließende Bewegungen sind.

Beobachten wir eine Herde Gazellen, die über die Prärie zieht: Wir sehen eine wunderbare Anmut und Eleganz ihrer Bewegungen, im langsamen Schritt genauso wie im schnellen Galopp. Diese fließenden und geschmeidigen Bewegungen sind aber nicht nur den Tieren vorbehalten, flexible und gesunde Menschen können dies auch, inklusive eines sicheren Standes auf beiden Beinen (also auf dem Boden der Tatsachen).

In diesem Idealzustand können wir unsere Bewegungen jederzeit der jeweiligen Situation anpassen: Wir können stehen bleiben oder uns dorthin begeben, wohin und wie wir wollen, hoch oder runter, schneller oder langsamer. Wir können uns schmerzfrei in alle Richtungen dehnen und strecken, denn wir sind flexibel.

Unser Ziel ist es:

- → die Beweglichkeit zu erhalten, damit unser Leben wie geschmiert läuft,
- → alte Themen, die uns blockieren, loszulassen,
- → den Fortschritt, der uns am Laufen hält, zuzulassen,
- → bei Blockaden neue und leichter begehbare Wege zu suchen und zu finden,
- → mit beiden Beinen fest im Leben zu stehen.

Da kommt uns das Bild einer gut geschmierten Maschine, bei der alles „rund läuft", in den Sinn: Wir möchten eins sein mit den Gedanken, dem Wunsch und der Ausführung der Bewegung, bei welcher wir keinerlei körperlichen Widerstand spüren und uns in Harmonie und Einklang fühlen mit Körper, Geist und Seele.

Mit einer gesunden Ernährung aus frischen, möglichst unbearbeiteten Lebensmitteln und wenig Fleisch können wir unseren Geweben und damit uns selbst viel Gutes tun.

Stolpersteine auf dem Weg zum Idealzustand

Schwere Speisen (schwer Verdauliches für unseren Körper) lassen uns nicht nur an Gewicht schwer(er) werden, sondern belasten zudem unser gesamtes System und behindern uns damit auch in unserer freien Beweglichkeit.

Nachhaltig stören oder verhindern auch folgende Themenkreise unsere natürlichen und fließenden Bewegungen:

- → Wir lassen uns leicht „auf das Glatteis führen" und fühlen uns haltlos.
- → Wir machen uns zu sehr von anderen und deren Meinung abhängig und „schwanken wie ein Fähnchen im Wind" hin und her.
- → Wir wagen vor lauter Ängstlichkeit den nächsten Schritt nicht und verpassen so unseren eigenen Fortschritt.
- → Wir sind so festgefahren in unseren Glaubenssätzen und vermeintlichen Sicherheiten, dass wir immer sturer, starrer und unbeweglicher werden.

So kann es sein, dass man den nächsten Schritt aus der felsenfesten Überzeugung heraus nicht tun will, dass nur dort, wo man sich gerade befindet, der einzig richtige Standpunkt ist. Diese (innere) Haltung zieht meist nach sich, dass wir starrköpfig auf unserer Meinung beharren und andere Wege von vorneherein ablehnen oder ausschließen. Unser Leben ist jedoch immer im Fluss, und was heute richtig ist, kann morgen schon falsch sein. Es braucht also auch den Mut, Veränderungen zuzulassen. Starre ist kein Zeichen von Stärke!

Darüber hinaus ist es von großer Wichtigkeit, mit sich Selbst im Reinen und im „Jetzt" verankert zu sein. Von da aus ist es leichter, den nächsten Schritt zu tun.

Wir wissen übrigens heute, dass Arthrose nicht zwangsläufig eine Erscheinung des fortschreitenden Alters darstellt: Natürlich nutzen sich die Gelenke je nach Pflege im Laufe unseres Lebens ab, und wir sind naturgemäß nicht mehr so leistungsfähig und beweglich wie in jungen Jahren. Wir sehen aber auch, dass der optische Zustand (im Röntgenbild) nur bedingt mit dem Grad der Unbeweglichkeit zu tun hat. Viel ausschlaggebender erscheint die innere Haltung dem Leben gegenüber, wie auch die Bereitschaft, sich (noch) auf Bewegung einzulassen, nach vorn zu schauen und nicht nur in der Vergangenheit zu verharren.

Anzeichen, dass die Seele um Hilfe bittet

Kreisende Gedanken, krampfhaftes Festhalten an Einstellungen, Angst vor Veränderung, Ideenlosigkeit, Starrköpfigkeit

Anzeichen, dass der Körper um Hilfe bittet

Schmerzen und Steifheit in den Gelenken, Schwellungen, Schweregefühl, unsicherer Gang, gestörter Bewegungsablauf, Schmerzen in den Füßen, ausstrahlende Schmerzen in die Arme, eingeschränkte Beweglichkeit

Balancing zur Vorsorge und Gesunderhaltung

Mit dem nachfolgenden Balancing unterstützen wir, dass unsere Bewegungen frei bleiben. Probieren Sie aus, auf welche(n) der aufgeführten Punkte Sie am besten ansprechen.

Körperrückseite (→ Übersicht vorn)

32 *Großer Kammzacken des Weberschiffchens (Blase 11)*
→ **Zone:** zwei Fingerbreit links und rechts der Wirbelsäule, ungefähr auf Schulterhöhe (neben dem ersten Brustwirbel)
→ **Wirkung:** Als Meisterpunkt der Knochen sorgt er für Stabilität, ohne zu verspannen.

Beine (→ Übersicht hinten)

73 *Quelle am Yang-Hügel (Gallenblase 34)*
→ **Zone:** in einer Mulde vor und unterhalb des Wadenbeinköpfchens, seitlich unterhalb des Knies
→ **Wirkung:** entspannt die Muskeln und Sehnen, reguliert den freien Energiefluss

74 *Aufgehangenes Glöckchen (Gallenblase 39)*
→ **Zone:** vier Fingerbreit direkt oberhalb des Außenknöchels
→ **Wirkung:** befreit den Nacken

67 *Kreuzung der drei Yin-Leitbahnen (Milz 6)*
→ **Zone:** vier Fingerbreit direkt oberhalb des Innenknöchels
→ **Wirkung:** beseitigt die Schwere der Beine, wirkt gegen Spannungsgefühle im Körper

68 *Wiederkehr des Flusses (Niere 7)*
→ **Zone:** drei Fingerbreit oberhalb des Innenknöchels, etwas nach hinten am Vorderrand der Achillessehne
→ **Wirkung:** stärkt und stabilisiert den ganzen Körper

(69) *Mächtiger Wasserlauf (Niere 3)*
- **Zone:** in der Mitte zwischen Innenknöchel und Achillessehne
- **Wirkung:** stärkt die Knochen und fördert die Beweglichkeit der Beine

(75) *Olympus (Blase 60)*
- **Zone:** in der Mitte zwischen Außenknöchel und Achillessehne
- **Wirkung:** sorgt für Beweglichkeit von Kopf bis Fuß und stabilisiert unseren Stand

(79) *Am Rand der Tränen des Fußes (Gallenblase 41)*
- **Zone:** auf dem Fußrücken zwischen dem vierten und fünften Zeh, in der Vertiefung zwischen den Knochen (etwa drei Fingerbreit vom äußeren Ende der „Schwimmhaut" entfernt)
- **Wirkung:** beseitigt Funktionsstörungen der Beine

Befriedigende Sexualität

Am Ziel: der (salutogenetische) Idealzustand

Unsere erfüllende und beglückende Sexualität führt uns in der Verschmelzung von Yin und Yang, von männlichen und weiblichen Anteilen ohne Umwege in unser schöpferisches und ekstatisches Potenzial. So können wir über uns hinauswachsen und uns gleichzeitig im tiefsten Inneren berühren.

Sexualität gehört zu den Grundbedürfnissen unseres Lebens genauso wie wohlschmeckendes Essen, erfrischendes Trinken oder erquickendes Schlafen, mehr noch, sie ist unser natürliches Geburtsrecht.

Eine der wichtigsten Voraussetzungen für ein erfülltes Sexualleben bildet unsere erlöste Beziehung zum eigenen Körper und damit zu uns selbst.

Es geht dabei nicht um Leistung, sondern um liebevolle Befriedigung und Wohlbefinden. Einen befreienden und

Unser Ziel ist es:

- → natürliche Erotik und befriedigende Sinnlichkeit zu (er-) leben,
- → uns ohne Angst oder schlechtes Gewissen fallen lassen zu können,
- → lähmende und Libido abtötende Kontrolle aufgeben zu können,
- → im körperlichen wie auch im seelischen Bereich zu entkrampfen,
- → uns dem sinnlichen Fluss des Lebens lustvoll hingeben zu können.

wundervollen Orgasmus kann es nur geben, wenn wir eins sind mit uns selbst und wir uns in unserem Körperhaus wirklich angekommen fühlen. Wahrhaftiger sexueller Genuss überwindet alle Tabus, er verbindet uns mit uns selbst, dem Partner und der gesamten Schöpfung.

Stolpersteine auf dem Weg zum Idealzustand

Unsicherheit und Scham können uns daran hindern, befriedigende Sexualität zu genießen. Auch eine latente Unzufriedenheit mit dem eigenen Körper hemmt. Sie äußert sich in Feststellungen wie: Ich bin zu dunn, zu dick oder auch zu unproportioniert im Vergleich zu den „Modellen“ aus den Hochglanzmagazinen.

Da meist über Sexualität nicht wirklich frei gesprochen wird, können sich fixe Ideen und vollkommen falsche Erwartungen und Vorstellungen festsetzen. Dann kann es zu irritierenden Fragen wie diesen kommen: Wie muss ich mich verhalten, welchen Regeln muss ich genügen, kann und will ich das überhaupt? Oder auch: Was ist überhaupt normal, was werden die anderen von mir denken?

Natürlich ist es auch wichtig zu wissen, wie wir uns gegen mögliche Krankheiten und unerwünschte Schwangerschaft schützen können. Jedoch erhalten wir in den wenigsten Fällen eine wertfreie und ausgewogene Information über Sexualität, vor allem über die Schönheit und Tiefe des Genusses. Mit sehr vielen Tabus belegt, bewegen wir uns leider (zu) oft im Rahmen von Heimlichkeiten, Unaussprechlichkeiten und falscher Scham.

Oftmals schwingt auch ein schlechtes Gewissen mit, das uns eine moralinsaure Gesellschaft suggerieren will, indem sie permanent predigt, was sich gehört und was nicht.

Anzeichen, dass die Seele um Hilfe bittet

(Unterschwellige) Aggression, Herabwürdigung des anderen Geschlechts, Ekel, Scham, Unzufriedenheit, Frigidität, Lustlosigkeit, Erregungsstörungen, Versagensängste

Anzeichen, dass der Körper um Hilfe bittet

Impotenz, Ejakulationsprobleme, schmerzhafter „Liebesakt", Unterleibsentzündungen und -schmerzen

Balancing zur Vorsorge und Gesunderhaltung

Stimmen Sie sich mit folgenden Punkten in die hohe Kunst der (Selbst-)Liebe ein:

Körpervorderseite (→ Übersicht vorn)

㉓ *Mittlerer Pol (Konzeptionsgefäß 3)*

- → **Zone:** Teilt man die Strecke vom Nabel bis zur Schambeinoberkante in fünf gleiche Teile, befindet sich der Punkt etwa ein Fünftel von der Schambeinoberkante entfernt.
- → **Wirkung:** unterstützt die Sexualenergie und die Funktion der Sexualorgane

㉒ *Angelpunkt aller Ursprünge (Konzeptionsgefäß 4)*

- → **Zone:** Teilt man die Strecke vom Nabel bis zur Schambeinoberkante in fünf gleiche Teile, ist der Punkt etwa zwei Fünftel von der Schambeinoberkante entfernt.

㉑ *Steinpforte (Konzeptionsgefäß 5)*

- → **Zone:** Teilt man die Strecke vom Nabel bis zur Schambeinoberkante in fünf gleiche Teile, ist der Punkt etwa zwei Fünftel vom Nabel entfernt.

⑳ *Meer der Energie (Konzeptionsgefäß 6)*
→ **Zone:** Teilt man die Strecke vom Nabel bis zur Schambeinoberkante in fünf gleiche Teile, ist der Punkt etwa ein Fünftel vom Nabel entfernt.

Hinweis: Die Energiepunkte 20 bis 23 sind als Zone zu verstehen. Empfehlung: Schwingen Sie zunächst den Punkt 23 ein und gehen Sie dann mit der Stimmgabel langsam nach oben, bis Sie Punkt 20 erreicht haben.

㉘ *Dritter Weiler am Fuß/Göttlicher Gleichmut (Magen 36)*
→ **Zone:** vier Fingerbreit unterhalb der Kniescheibe am Unterschenkel außen
→ **Wirkung:** stabilisiert Geist und Emotionen, sorgt für einen harmonischen Energiefluss

Körperrückseite (→ Übersicht vorn)

㊹ *Stube des Willens/Zimmer der Potenz (Blase 52)*
→ **Zone:** vier Fingerbreit links und rechts der Wirbelsäule, auf Höhe des dritten Lendenwirbels (in Höhe der Taille)
→ **Wirkung:** hilft, Ängste in Bezug auf die Sexualität zu überwinden

㊻ *Pforte der Lebensbestimmung (Lenkergefäß 4)*
→ **Zone:** auf der Wirbelsäule, auf Höhe des dritten Lendenwirbels (in Höhe der Taille)
→ **Wirkung:** stärkt die Sexualfunktion und die Vitalität, hilft gegen Müdigkeit

㊽ *Yang-Passtor des Lendenbereiches (Lenkergefäß 3)*
→ **Zone:** auf der Wirbelsäule, auf Höhe des fünften Lendenwirbels (in Höhe der Beckenkämme)
→ **Wirkung:** stärkt die Urogenitalorgane

Beine (→ Übersicht hinten)

67 *Kreuzung der drei Yin-Leitbahnen (Milz 6)*

→ **Zone:** vier Fingerbreit direkt oberhalb des Innenknöchels

→ **Wirkung:** harmonisiert zusammen mit Energiepunkt 22 (Konzeptionsgefäß 4) die Sexualfunktion und stärkt das untere Energiefeld

69 *Mächtiger Wasserlauf (Niere 3)*

→ **Zone:** in der Mitte zwischen Innenknöchel und Achillessehne

→ **Wirkung:** stärkt und stabilisiert die Sexualfunktion

Entspannter Schlaf

Am Ziel: der (salutogenetische) Idealzustand

Ist ein Mensch wach im Leben und gut drauf, dann nennt ihn der Volksmund zu Recht „ausgeschlafen". Und wie schön kann es sein, abends müde ins Bett zu gehen, gleich einzuschlafen und eine traumhafte und regenerierende Nacht zu verbringen. Wir erwachen frisch und „wie neu geboren".

Von nichts kommt nichts, auch die äußeren (Bett-)Rahmenbedingungen müssen stimmig sein, um einen entspannten Schlaf erst zu ermöglichen. Dazu gehören: Investition in eine gute Matratze und eventuell in ein stützendes Kissen für den Kopf. Ferner ausreichend frische Luft, eine optimale Raumtemperatur und die notwendige Dunkelheit, Ruhe zum Einschlafen und auch während der gesamten Nacht.

Mindestens eine ebenso bedeutsame Rolle spielen unsere inneren Zustände: vom Tagesgeschehen des Alltags abschalten und loslassen (können), sich fallen lassen und dabei fühlen wie in Abrahams Schoß – nämlich geborgen und geschützt.

So ruhen wir uns wie von selbst von unserem Tagwerk aus, vertrauen uns der Nachtseite des Lebens an, um wieder Energie für den nächsten Tag und seine Aufgaben zu haben.

Unser Ziel ist es:

- → den Tag bewusst abzuschließen,
- → Probleme vorher zu lösen oder bewusst zu vertagen,
- → eine Nacht darüber schlafen zu können,
- → uns zu erlauben, die Früchte des Tages im Schlaf zu ernten.

Aus der Schlafforschung wissen wir inzwischen, dass entspannter Schlaf auch unser Gedächtnis fit macht, Zellen im Körper repariert, unsere Potenz erhält und zudem glücklich, gesund und schlau macht.

Auch unser Immunsystem profitiert von einem tiefen und erholsamen Schlaf. Manche Diäten versprechen sogar „Schlank im Schlaf", wobei hier der gute Schlaf natürlich nur einen Teil des Diäterfolgs ausmacht. Doch es gibt einen klaren Zusammenhang zwischen Ernährung und erholsamer Nachtruhe: Wer zu spät oder zu viel isst, dessen Verdauungssystem muss Nachtschichten und Überstunden einlegen – dem restlichen Organismus bleibt die erforderliche Ruhe versagt.

Wir wissen: Der Mensch ist keine Maschine. Und doch können wir uns gut vorstellen, dass eine Maschine, die ununterbrochen auf Hochtouren läuft, viel schneller verschleißt und kaputtgeht als eine, die regelmäßig gepflegt und gewartet wird.

Und hier fängt der bewusste und achtsame Umgang mit uns selbst an. Denn erst, wenn wir der Anspannung (des Tages) genügend Entspannung (u.a. durch entspannten Schlaf) gegenüberstellen, befinden wir uns in einem gesunden und harmonischen Gleichgewicht.

Stolpersteine auf dem Weg zum Idealzustand

Wenn Sie schlecht einschlafen können, dann überprüfen Sie doch einmal bewusst den Ablauf Ihres Abends. Essen Sie spät, zu üppig oder zu viel Süßes? Trinken Sie Alkohol? Treiben Sie schnell noch Sport oder sind Sie gar den ganzen Tag nicht an der frischen Luft gewesen? Schauen Sie ein aufregendes Fernsehprogramm?

Wenn Sie nachts unruhig schlafen, sollten Sie wissen, dass es normal ist, öfter aufzuwachen. Wenn Sie aber nicht wieder einschlafen können und eventuell sogar Stunden wach liegen, so kann dies verschiedene äußere und innere Ursachen haben:

Die Matratze ist zu hart oder zu weich. Der Kopf liegt nicht entspannt, es ist zu warm oder zu kalt, es ist zu hell oder zu dunkel. Geräusche und Lärm stören Ihre Nachtruhe.

Diese (äußeren) Bedingungen sind einfach zu verändern, wenn man sich damit beschäftigt. Deutlich schwieriger wird es, wenn wir von Schmerzen geplagt werden oder sich das Gedankenkarussell immer weiter und schneller dreht und somit verhindert, dass wir zur Ruhe und zu einem entspannenden Schlaf kommen.

Wir alle wissen, dass wir durch nächtliches Grübeln Probleme selten lösen. Deshalb ist es weitaus gesünder, die Kopfarbeit abends abzuschließen. Vertrauen wir lieber darauf, dass unser Gehirn quasi im Schlaf für uns arbeitet. Das Geniale dabei: Wir brauchen aktiv nichts zu tun. Verblüfft und neugierig können wir am nächsten Morgen schauen, welche neue und hilfreiche Idee uns über Nacht eingefallen ist.

Anzeichen, dass die Seele um Hilfe bittet

Abgeschlagenheit, Konzentrationsschwäche, Nervosität, Leistungsdefizite, depressive Verstimmung, Unruhe, Angst vor dem Zubettgehen, Empfindlichkeit

Anzeichen, dass der Körper um Hilfe bittet

Ständige Müdigkeit, Frieren, erhöhte Schmerzempfindlichkeit, Kopfschmerzen, Verspannungen

Balancing zur Vorsorge und Gesunderhaltung

Um in einen entspannten Schlaf zu gleiten, wählen wir folgende Punkte für das Balancing:

Kopf (→ Übersicht hinten)

105 *Zusammenkunft aller Leitbahnen (Lenkergefäß 20)*
- → **Zone:** auf der Mitte des Schädeldaches, am höchsten Scheitelpunkt auf dem Mittelpunkt der Verbindungslinie zwischen beiden Ohrspitzen
- → **Wirkung:** klärt und beruhigt den Geist, vertreibt innere Angespanntheit

91 *Zusammengelegter Bambus (Blase 2)*
- → **Zone:** am inneren Ende der Augenbraue

90 *Punkt des Dritten Auges/6. Chakra (Extrapunkt KH 3)*
- → **Zone:** in der Vertiefung zwischen den Augenbrauen

Hinweis: Das Dritte Auge und Blase 2 (Punkt 90 und 91) bilden das vordere magische Dreieck nach J. Bischko; es sorgt für ruhigen Schlaf und beseitigt Unruhezustände.

Körpervorderseite (→ Übersicht vorn)

19 *Wachtor der Geisteskraft (Konzeptionsgefäß 8)*
- → **Zone:** im Bauchnabel
- → **Wirkung:** hilft, Erschöpfungen abzubauen

28 *Dritter Weiler am Fuß/Göttlicher Gleichmut (Magen 36)*
- → **Zone:** vier Fingerbreit unterhalb der Kniescheibe, am Unterschenkel außen
- → **Wirkung:** stabilisiert Geist und Emotionen, wirkt allgemein psychisch harmonisierend

Hände (→ Übersicht hinten)

❻❶ *Pforte der Geisteskraft (Herz 7)*
→ **Zone:** am Ende der Handgelenksbeugefalte auf der Kleinfingerseite
→ **Wirkung:** gut bei Schlafstörungen und Hyperaktivität (Herzklopfen)

Beine (→ Übersicht hinten)

❼❼ *Ursprung der emporziehenden Yang-Leitbahn (Blase 62)*
→ **Zone:** direkt unter dem Außenknöchel
→ **Wirkung:** entspannt Muskeln und Sehnen, klärt und beruhigt den Geist

❼⓪ *Beleuchtetes Meer (Niere 6)*
→ **Zone:** einen Fingerbreit unterhalb des Innenknöchels
→ **Wirkung:** stärkt die nächtliche Energie und schließt zusammen mit dem Energiepunkt 77 (Blase 62) die Augen

❽❽ *Emporsprudelnde Quelle (Niere 1)*
→ **Zone:** mittig auf der Fußsohle in einer Mulde, die beim Beugen der Zehen entsteht
→ **Wirkung:** zur allgemeinen Beruhigung

Stabiles Immunsystem

Am Ziel: der (salutogenetische) Idealzustand

Wie herrlich: bei Wind und Wetter draußen sein zu können, ohne die ständige Angst, sich sogleich zu erkälten oder eine Krankheit einzufangen! Stattdessen allen Keimen und krank machenden Erregern trotzen, die um uns herumfliegen, weil wir ein stabiles, gut funktionierendes und intaktes Immunsystem besitzen. Gesund zu sein und dies auch zu bleiben, heißt nämlich nicht, nur den äußeren Gegebenheiten auszuweichen und den Körper vor Ansteckung zu schützen, sondern im Gegenteil: Auch von innen heraus müssen wir den „Angreifern" Widerstand leisten und ein Eindringen ins eigene Immunsystem nachhaltig abwehren und verhindern.

Dazu gehört zum einen, dass die Zusammensetzung unserer Blutkörperchen und der Darmflora in einem ausgewogenen Verhältnis steht, was wir durch entsprechende Ernährung

Unser Ziel ist es:

- → das Innen und Außen in eine wohltuende Balance zu bringen,
- → für entsprechende Anspannung und Entspannung zu sorgen,
- → uns der eigenen Lebensweise bewusst zu werden und sie im Zweifel sinnvoll zu verändern,
- → den inneren Heiler und die Selbstheilungskräfte zu aktivieren,
- → die Vergangenheit nicht über die Gegenwart herrschen zu lassen.

und die Zufuhr von Mineralstoffen und Vitaminen unterstützen können. Noch wichtiger zur Aktivierung unserer Selbstheilungs- und Abwehrkräfte ist allerdings die Grundhaltung zu uns selbst: Viele wissenschaftliche Untersuchungen haben inzwischen deutliche Zusammenhänge zwischen psychischem Wohlbefinden und Abwehrkraft nachgewiesen. Eine positive Lebenseinstellung wie auch der liebevolle Umgang mit sich selbst setzt über bestimmte Botenstoffe viele körpereigene Prozesse in Gang und stabilisiert damit auch unser Immunsystem.

Stolpersteine auf dem Weg zum Idealzustand

Gehören Sie zu den Menschen, die sich beim leisesten Windhauch eine Erkältung einfangen und sich vor lauter Angst nicht mehr vor die Tür trauen? Auf diesem Weg fördern Sie ungewollt, dass Ihr Immunsystem immer schwächer wird.

Das heißt nicht, dass wir leichtsinnig und gedankenlos werden und angepasste Kleidung vernachlässigen sollten. Aber die Angst verhindert, dass unser Immunsystem sich abhärten kann. Eine gelegentliche Erkältung ist durchaus normal und zeugt von einer „gesunden" Abwehrreaktion unseres Körpers, falls mehrere ungünstige und krank machende Faktoren zusammenkommen. Überwinden Sie jedoch Ihre Ängstlichkeit, werden Sie auch einen winterlichen Spaziergang im Schnee mit der passenden Kleidung ohne Erkrankung überstehen und sogar genießen können.

Des Weiteren können auch Krebserkrankungen entstehen, wenn das Immunsystem die entarteten Zellen, die normalerweise bei jedem Menschen immer wieder entstehen, nicht mehr kontrollieren und aussondern kann.

Angst und Depression schwächen nämlich das Immunsystem und wirken damit der Gesundheit massiv entgegen.

Anzeichen, dass die Seele um Hilfe bittet

Unsicherheitsgefühle, Depressionen, (Zukunfts-)Ängste, Stress, Konzentrationsstörungen, Erschöpfung, Aggression gegen sich selbst

Anzeichen, dass der Körper um Hilfe bittet

Häufige und/oder langwierige Erkältungskrankheiten, Verdauungsstörungen, Tumorerkrankungen, Schlafstörungen

Balancing zur Vorsorge und Gesunderhaltung

Der Weg zu einem stabilen Immunsystem führt uns über folgende Punkte:

Körpervorderseite (→ Übersicht vorn)

❹ *Elegante Villa (Niere 27)*
- → **Zone:** in einer Vertiefung unter dem Schlüsselbein, neben dem Brustbein
- → **Wirkung:** reguliert und stärkt die Abwehrenergie

❼ *Meisterpunkt des Chi (Konzeptionsgefäß 17)*
- → **Zone:** etwas unterhalb der Mitte des Brustbeines
- → **Wirkung:** stärkt das obere Energiefeld, die Abwehrenergie, aktiviert das Immunsystem und die Thymusdrüse

⑳ *Meer der Energie (Konzeptionsgefäß 6)*
- → **Zone:** Teilt man die Strecke vom Nabel bis zur Schambeinoberkante in fünf gleiche Teile, ist der Punkt etwa ein Fünftel vom Nabel entfernt.
- → **Wirkung:** stärkt die Vitalität und wärmt das mittlere und untere Energiefeld des Körpers

㉒ *Angelpunkt aller Ursprünge (Konzeptionsgefäß 4)*
→ **Zone:** Teilt man die Strecke vom Nabel bis zur Schambeinoberkante in fünf gleiche Teile, ist der Punkt etwa zwei Fünftel von der Schambeinoberkante entfernt.
→ **Wirkung:** nährt und wärmt das untere Energiefeld des Körpers

㉕ *Meer des Blutes (Milz 10)*
→ **Zone:** bei gebeugtem Knie drei Fingerbreit oberhalb der inneren oberen Kniescheibenecke
→ **Wirkung:** sorgt für Ordnung im Immunsystem durch modulierenden Einfluss

㉘ *Dritter Weiler am Fuß/Göttlicher Gleichmut (Magen 36)*
→ **Zone:** vier Fingerbreit unterhalb der Kniescheibe, am Unterschenkel außen
→ **Wirkung:** stärkt und reguliert die Abwehrenergie

Körperrückseite (→ Übersicht vorn)

㊸ *Gekrümmter Teich (Dickdarm 11)*
→ **Zone:** am äußeren Ende der Ellenbogenfalte auf der Daumenseite
→ **Wirkung:** schützt vor äußeren krank machenden Einflüssen

Drei Erwärmer

In der chinesischen Medizin definiert man im Körper drei Energiefelder: das obere, das den Brustbereich versorgt, das mittlere für den Oberbauch und das untere für den Unterbauch. Jeder dieser „drei Erwärmer“ soll gepflegt werden, und es muss zu einem harmonischen Austausch untereinander kommen, damit ein Mensch gesund sein kann.

Hände (→ Übersicht hinten)

57 *Äußeres Passtor (Dreifacher Erwärmer 5)*

→ **Zone:** drei Fingerbreit oberhalb der Handgelenksfalte, auf der Oberseite des Unterarms etwa mittig zwischen Elle und Speiche

→ **Wirkung:** schützt vor krank machenden Einflüssen

56 *Vereinte Täler (Dickdarm 4)*

→ **Zone:** bei angelegtem Daumen auf dem Muskelwulst, der sich am Daumengrundgelenk bildet

→ **Wirkung:** schützt vor äußeren krank machenden Einflüssen und verteilt die Abwehrenergie

Tragfähige Stabilität

Am Ziel: der (salutogenetische) Idealzustand

Stellen Sie sich vor, Sie verfügen über einen sicheren Stand(punkt), wie ein Baum, bildschön mit dickem Stamm, festen und tiefen Wurzeln und einer ausladenden Krone, deren Blätter sich im sanften Wind leicht bewegen. Wie dieser Baum verfügen Sie über Stabilität, Sicherheit und Halt zugleich.

Es reizt uns, diesen Baum zu umarmen oder in seinem Schatten auszuruhen, er bietet Schutz vor Sonne oder Regen und sogar „Aufstiegsmöglichkeiten" für diejenigen, die in seinen Zweigen klettern wollen.

Dieser ehrwürdige Baum trotzt seit Jahrzehnten Wind und Wetter, auch heftigen Stürmen und peitschenden Unwettern. Warum? Weil er in Mutter Erde tief verwurzelt ist und sich so aufgrund seiner tragfähigen Stabilität nach oben in Vater Himmel verzweigen kann. Das ist gesundes Wachstum statt ungesunder Wucherung.

Unser Ziel ist es:

- → fest verwurzelt und stabil zu sein,
- → Stärke zu zeigen und zu vermitteln,
- → die tragende Kraft zu spüren, zu nutzen und weiterzugeben,
- → flexibel und dynamisch zu bleiben, ohne die Bodenhaftung zu verlieren,
- → durch tragfähige Stabilität jedem Sturm trotzen zu können.

Von jedem Architekt können wir lernen, dass wir beim Hausbau unten mit dem Keller und einer tragfähigen Bodenplatte beginnen müssen. Uns ist kein Fall bekannt, in welchem zuerst erfolgreich mit dem Dachausbau begonnen wurde. Wechseln wir lediglich die Ebene der Analogie, so können wir unzählige Fantasten erleben, die nach oben (Karriere, Prestigeobjekte, Reichtum) streben, völlig ohne Fundament oder Sicherheiten. Wie die Realität zeigt, folgt der Absturz nach unten (bei Gegenwind) früher oder später.

Tragfähige Stabilität ist ein solides Ruhekissen für bewusste Lebensgestaltung. Sie ist nicht das Ende der Flexibilität, im Gegenteil: Der Baum, der mit dem Wind elastisch hin- und herschwingt, bleibt doch stabil an seinem Platz und ermöglicht so Wachstum nach oben.

Für uns könnte dieses Wachstum nach oben in der Öffnung unserer Horizonte liegen, wie auch im Loslassen unserer dogmatischen und engen Glaubenssätze. Dabei kann unsere Verwurzelung im Glauben oder in der Spiritualität liegen.

Eine wichtige Erkenntnis sollten wir dabei niemals außer Acht lassen: Ohne ein Koordinatensystem von funktionierenden Systemen herrscht das blanke Chaos. Übertragen auf das soziale Netz können wir ergänzen: Freiheit braucht Ordnung.

Wie in allen Bereichen des Lebens geht es um das rechte Maß. Und: „Ordnung lehrt Euch, Zeit zu gewinnen", das vermerkte schon das deutsche Dichtergenie Johann Wolfgang von Goethe. Und er meinte damit sicher auch, dass wir durch Ordnung (mehr) Zeit haben für das Wesentliche, also das wahre Leben selbst. Tragfähige Stabilität unterscheidet sich somit auch fundamental von starrer und unflexibler Lebenseinstellung; sie ist vielmehr der solide und fruchtbare Nährboden für individuelles Wachstum.

Stolpersteine auf dem Weg zum Idealzustand

> *Dich herunterzuspielen, nützt der Welt nichts. Dich zurückzuziehen, damit die Menschen um dich herum nicht unsicher werden, daran ist nichts Weises. Wir wurden geboren, um den Glanz Gottes, der in uns ist, in der Welt sichtbar zu machen. Dieser Glanz ist nicht nur in einigen von uns, er ist in jeder und in jedem. Wenn wir unser eigenes Licht scheinen lassen, ermutigen wir unbewusst andere Menschen, ihr eigenes Licht scheinen zu lassen. Wenn wir frei sind von unserer eigenen Furcht, wirkt unser eigenes Sein ganz von allein befreiend auf andere.* Nelson Mandela

Nelson Mandela hätte sicherlich viele Anlässe gehabt, während seiner Gefangenschaft zu verzweifeln – und auch zur (Selbst-)Aufgabe. Jedoch wissen wir: Das Gegenteil ist der Fall, er findet obige Worte der Ermutigung zum (gesunden) Wachstum für uns alle.

Es gilt: Wenn wir kein Zutrauen zu uns selbst haben, uns immer klein machen (lassen), besteht leicht die Gefahr, dass wir umkippen. Nicht nur körperlich, sondern auch in unserer Geisteshaltung („Fähnchen im Wind“) schwanken wir zu sehr hin und her.

Die Gefahr der sogenannten „Überflieger“ liegt im Abheben (vom tragfähigen Boden der Realität), der Eintritt in die Erdatmosphäre und die Rückkehr zur Erde können wehtun.

Ein weiterer Stolperstein liegt in Sturheit und Starrheit, meist geprägt von innerer Angst. Schauen wir auch hier in die Natur: Ein starrer Stab wird im Sturm brechen, ihm fehlen die nötige Flexibilität und die Fähigkeit, mit den Elementen mitzuschwingen.

Anzeichen, dass die Seele um Hilfe bittet

Kreisende Gedanken, Beharren auf seiner Meinung, Ideenflut ohne Struktur, Abgehobensein, Ängstlichkeit, Überforderung, Zweifel, Unentschlossenheit, Unruhe, Zorn

Anzeichen, dass der Körper um Hilfe bittet

Kopfschmerzen, Bauchschmerzen, Herzklopfen, Unsicherheit beim Gehen, schwere Beine

Balancing zur Vorsorge und Gesunderhaltung

Das Einschwingen folgender Energiepunkte unterstützt uns beim Finden einer tragfähigen Stabilität:

Kopf (→ Übersicht hinten)

105 *Zusammenkunft aller Leitbahnen (Lenkergefäß 20)*
- → **Zone:** auf der Mitte des Schädeldaches, am höchsten Scheitelpunkt auf dem Mittelpunkt der Verbindungslinie zwischen beiden Ohrspitzen
- → **Wirkung:** macht den Kopf frei

Beine (→ Übersicht hinten)

69 *Mächtiger Wasserlauf (Niere 3)*
- → **Zone:** in der Mitte zwischen Innenknöchel und Achillessehne
- → **Wirkung:** stärkt den Halt

70 *Beleuchtetes Meer (Niere 6)*
- → **Zone:** einen Fingerbreit unterhalb des Innenknöchels
- → **Wirkung:** beeinflusst die Schwäche

88 *Emporsprudelnde Quelle (Niere 1)*
→ **Zone:** mittig auf der Fußsohle in einer Mulde, die beim Beugen der Zehen entsteht
→ **Wirkung:** verwurzelt uns mit der Erde

Körpervorderseite (→ Übersicht vorn)

20 *Meer der Energie (Konzeptionsgefäß 6)*
→ **Zone:** Fünftelt man die Strecke vom Nabel bis zur Schambeinoberkante, liegt der Punkt ein Fünftel vom Nabel entfernt.
→ **Wirkung:** gibt Kraft und Energie

22 *Angelpunkt aller Ursprünge (Konzeptionsgefäß 4)*
→ **Zone:** Teilt man die Strecke vom Nabel bis zur Schambeinoberkante in fünf gleiche Teile, liegt der Punkt zwei Fünftel von der Schambeinoberkante entfernt.
→ **Wirkung:** stärkt die Kraft

Körperrückseite (→ Übersicht vorn)

46 *Pforte der Lebensbestimmung (Lenkergefäß 4)*
→ **Zone:** auf der Wirbelsäule, auf Höhe des dritten Lendenwirbels (in Höhe der Taille)
→ **Wirkung:** hilft, unser Leben bewusst zu leben

45 *Transportpunkt der Nieren/Meer der Vitalität (Blase 23)*
→ **Zone:** zwei Fingerbreit links und rechts der Wirbelsäule, auf Höhe des dritten Lendenwirbels (in Höhe der Taille)
→ **Wirkung:** stabilisiert auf allen Ebenen

44 *Stube des Willens/Zimmer der Potenz (Blase 52)*
→ **Zone:** vier Fingerbreit links und rechts der Wirbelsäule, auf Höhe des dritten Lendenwirbels (in Höhe der Taille)
→ **Wirkung:** reguliert die Willenskraft und die Akzeptanz

Aufbauende Vitalität

Am Ziel: der (salutogenetische) Idealzustand

Unser Leben ist wie ein langer Fluss, der bei unserer Geburt (an der Quelle sozusagen) als Rinnsal oder kleiner Bach beginnt, um sich im Laufe unseres Lebens bestenfalls zu einem vitalen Strom zu entwickeln. Das energetische Fließen geschieht dabei wie von selbst, ohne Widerstand, an manchen Stellen sanft, an anderen impulsiv und leidenschaftlich.

„Wachsen" kann jeder Fluss nur, wenn er von Zuflüssen genährt wird. Übertragen wir dies symbolisch auf uns Menschen, so nähren wir uns an (grobstofflicher) Nahrung und wachsen an (feinstofflichen) Erfahrungen, die wir auf sozialer, psychischer und spiritueller Ebene in unserem gesamten Leben machen, wobei frühkindliche Erfahrungen einen stark prägenden Einfluss ausüben.

Der schönste und mächtigste Zufluss zugleich ist immer die Liebe, die uns mit allem verbindet und eins werden lässt. Erst wenn wir uns geliebt und unterstützt fühlen und unsererseits Liebe schenken, kann alles „fließen", und unser Leben fühlt sich leicht und beschwingt an.

Unser Ziel ist es:

→ in den Fluss des eigenen Lebens zu gelangen (und nicht in den der anderen),
→ Liebe empfangen und geben zu können,
→ Energielecks aufzuspüren und nachhaltig zu schließen,
→ das eigene Leben im Innen und Außen ins genussvolle Fließen zu bringen.

Fast noch wichtiger zum Erhalt unserer Gesundheit und Vitalität ist laut neuer Studien, dass wir unsere Liebe aktiv (weiter-)geben können und in einem sozialen Netzwerk unseren individuellen Beitrag leisten dürfen. Wir alle wissen doch tief in unserem Innersten: „Liebe ist die beste Medizin" – „All you need is love."

Ein gesunder und vitaler Fluss lässt alles um sich herum erblühen, versorgt mit dem lebensnotwendigen Seelenelement Wasser und lässt in Zeiten des Mangels jede Durststrecke überwinden. Im Fluss zu sein bedeutet außerdem, sich der guten und schönen Dinge, die einem widerfahren, bewusst und dankbar dafür zu sein.

Übrigens: Unsere inneren Flüsse, die Meridiane, versorgen und entsorgen rund um die Uhr unser Körperland.

Stolpersteine auf dem Weg zum Idealzustand

Wenn wir ständig gegen den Strom schwimmen, dann werden unsere Kräfte früher oder später erlahmen. Folge: Wir werden einfach mitgerissen. Gesundheit und Wohlbefinden haben sinnigerweise immer damit zu tun, wie bewusst wir mit dem Fluss unseres Lebens schwimmen, ohne dabei, unnötigerweise, wichtige Lebensenergie durch eigenes Fehlverhalten zu vergeuden, denn der Fluss ist auf Dauer immer der Stärkere.

Oft beklagen wir uns über das, was nicht geht oder was wir nicht haben; wir schielen zum Nachbarn und neiden, ist es dort nicht schöner, größer, besser? Konzentrieren wir uns auf unseren eigenen Reichtum und die Fülle, die uns geschenkt worden ist. Jeder ist einzigartig, und haben nicht auch wir so vieles, für das wir dankbar sein können, wenn wir uns dessen bewusst werden?

Auch nützt es wenig, sich immer sofort und mit Brachialgewalt gegen Blockaden und Widerstände wehren zu wollen. Schauen wir auf das Wasser, so können wir sehen, dass es immer seinen Weg findet, elegant und geschmeidig. Zudem betont der Volksmund zu Recht, dass „steter Tropfen den Stein höhlt“.

Dazu braucht es Einsicht und Geduld in das Machbare. Und es benötigt einen Plan, der mit der eigenen Vitalität arbeitet und nicht gegen sie.

Noch etwas: Wenn wir hilf- und wehrlos in unserem Lebensfluss herumtrudeln, fühlen wir uns auf Dauer wie ein Schiffbrüchiger im endlosen Ozean. In diesem Fall sollten wir auf jeden Fall nach einem Rettungsring (Freunde, Familie oder auch fachmännische Hilfe) Ausschau halten, der uns vor dem Ertrinken rettet.

Wenn wir in unserem Leben auf zu vielen Baustellen gleichzeitig unterwegs sind, droht der gesunde Fluss unseres Lebens ebenfalls aus den Fugen zu geraten oder zu versanden. Hier ist Konzentration auf das Wesentliche, also das Wesen selbst, maßgeblich und notwendig, um der Vitalität wieder den nötigen Freiraum zu Regeneration und zum (Wieder-) Aufbau zu verschaffen.

Anzeichen, dass die Seele um Hilfe bittet

Niedergeschlagenheit, Überforderungsängste, Rückzug statt Offenheit, Ziellosigkeit, Burn-Out-Symptome

Anzeichen, dass der Körper um Hilfe bittet

(Zu) schwacher Blutdruck, Depression, permanente Müdigkeit, Potenzprobleme

Balancing zur Vorsorge und Gesunderhaltung

Mit dem Einschwingen der folgenden Energiepunkte bringen Sie Ihr Körpersystem in Resonanz mit aufbauender Vitalität und mehr Freude am Fluss des (eigenen) Lebens:

Körpervorderseite (→ Übersicht vorn)

⓳ *Wachtor der Geisteskraft (Konzeptionsgefäß 8)*
→ **Zone:** im Bauchnabel
→ **Wirkung:** sorgt für Energieausgleich und hilft, Erschöpfungen abzubauen; gut geeignet gegen Verkrampfung und Gefühle der „Ohnmacht"

Körperrückseite (→ Übersicht vorn)

㉝ *Großer Wirbel (Lenkergefäß 14)*
→ **Zone:** in der Mitte der Wirbelsäule, unterhalb des siebten Halswirbels

㉜ *Großer Kammzacken des Weberschiffchens (Blase 11)*
→ **Zone:** zwei Fingerbreit links und rechts der Wirbelsäule, ungefähr auf Schulterhöhe (neben dem ersten Brustwirbel)
→ **Wirkung:** entspannt Muskeln und Sehnen

Hinweis: Blase 11 und Lenkergefäß 14 (Punkt 32 und 33) bilden das hintere magische Dreieck nach J. Bischko, das für Entspannung sorgt.

㉟ *Türflügel der Körperseele (Blase 42)*
→ **Zone:** vier Fingerbreit links und rechts der Wirbelsäule, auf Höhe des dritten Brustwirbels (etwas höher, als die hintere Achselfalte beginnt)
→ **Wirkung:** sorgt für spirituelle Öffnung

(40) *Halle der Geisteskraft (Blase 44)*
- **Zone:** vier Fingerbreit links und rechts der Wirbelsäule, auf Höhe des fünften Brustwirbels (ca. zwei Fingerbreit unter Blase 43)
- **Wirkung:** stärkt den Geist, das rechte Ding zur rechten Zeit am rechten Ort zu tun

(12) *Transportpunkt der Leber (Blase 18)*
- **Zone:** zwei Fingerbreit links und rechts der Wirbelsäule, auf Höhe des neunten Brustwirbels (etwas unterhalb der Schulterblattspitze)
- **Wirkung:** harmonisiert den Fluss der Gefühle

(41) *Pforte der Geistseele (Blase 47)*
- **Zone:** vier Fingerbreit links und rechts der Wirbelsäule, auf Höhe des neunten Brustwirbels (vgl. Blase 18 oben)
- **Wirkung:** für den respektvollen Umgang mit sich selbst und anderen

Hände (→ Übersicht hinten)

(61) *Pforte der Geisteskraft (Herz 7)*
- **Zone:** am Ende der Handgelenksbeugefalte auf der Kleinfingerseite
- **Wirkung:** stärkt den Geist

Beine (→ Übersicht hinten)

(83) *Mächtige große Straße (Leber 3)*
- **Zone:** auf dem Fußrücken zwischen dem großen und dem zweiten Zeh, in der Vertiefung zwischen den Knochen (etwa drei Fingerbreit vom äußeren Ende der „Schwimmhaut“ entfernt)
- **Wirkung:** stärkt die Gefühle, Fantasie und Intuition

Harmonische Beziehungen

Am Ziel: der (salutogenetische) Idealzustand

Ist das nicht ein wunderschönes Bild: ein Paar, das sich verliebt an den Händen hält und sich dabei zärtlich anlächelt?

An solchen harmonischen Beziehungen können wir schön beobachten, wie ein gesundes Feld wirkt. Hier einige „Zutaten“: (Lebens-)Freude, Vertrauen, gegenseitige Achtung und Förderung, Liebe, Empathie und Respekt.

Eine weitere Grundvoraussetzung jeder harmonischen Beziehung liegt in der Ausgewogenheit von Geben und Nehmen und auch in der bewussten Beantwortung dieser Fragen: Inwieweit möchte ich (egoistisch) meine Wünsche ausleben, oder kann ich auch zugunsten der Partnerschaft darauf verzichten? Bin ich bereit, dem Partner persönliche Freiheiten zuzugestehen, ohne zu viel von mir selbst aufzugeben? Kann ich mich auf die Beziehung einlassen und mich auch vertrauensvoll fallen lassen?

Unser Ziel ist es:

- → Frieden in uns selbst zu finden, um harmonische Beziehungen zu ermöglichen,
- → eigene Wünsche und Bedürfnisse zu artikulieren und die des Partners zu respektieren,
- → Spannungen auszuhalten und die eigene Frustrationstoleranz zu erhöhen,
- → nachgeben zu können, ohne uns selbst dabei aufzugeben,
- → zu lernen, uns abzugrenzen, und dies auch dem Partner zuzugestehen

Erst wenn ich mich in mir selbst zu Hause fühle und wirklich weiß, wer ich bin und wie meine Stärken (und auch Schwächen) aussehen, dann kann sich Harmonie und Gleichklang in jeder Beziehung entfalten. Dies bedeutet, dass durchaus Spannungen auftreten dürfen, denn auch so kann Energie fließen und gemeinsamer Fortschritt stattfinden.

Die erlöste Form einer harmonischen Beziehung, der Idealzustand sozusagen, liegt in der Weisheit, im Du das Ich zu erkennen und im Ich das Du. Das verhindert ungute Projektion auf den Partner, auf Kollegen, auf Familienangehörige, ja, sogar auf die gesamte Gesellschaft nachhaltig. Sie halten uns nur den Spiegel vor, im Sinne von: „Wir können im Außen nur ernten, was im Innen gewachsen ist."

Wenn wir permanent gegen uns selbst Kriege und Feindseligkeiten führen, wie kann es im Außen harmonische und friedvolle Beziehungen geben?

Stolpersteine auf dem Weg zum Idealzustand

Fehlende oder gestörte Kommunikation ist ein häufiger Stolperstein in Beziehungen aller Art. Hierzu die folgende symbolische Geschichte aus dem ganz normalen Ehealltag:

> *Ein älteres Ehepaar feierte nach langen Ehejahren das Fest der goldenen Hochzeit. Beim gemeinsamen Frühstück dachte die Frau: Seit fünfzig Jahren habe ich auf meinen Mann Rücksicht genommen und ihm immer das knusprige Oberteil des Brötchens gegeben. Heute will ich mir endlich diese Delikatesse gönnen. Sie schmierte sich das Brötchen-Oberteil und gab das untere Teil ihrem Mann. Entgegen ihrer Erwartung war dieser hocherfreut,*

küsste ihre Hand und sagte: „Mein Liebling, du bereitest mir die größte Freude des Tages. Über 50 Jahre habe ich das Brötchen-Unterteil nicht mehr gegessen, das ich vom Brötchen am allerliebsten mag. Ich dachte immer, du solltest es haben, weil es dir so gut schmeckt."

Wer kennt sie nicht: die Kommunikationsfalle. Nicht miteinander reden, aber davon ausgehen, dass der Partner schon weiß, was und wie ich etwas meine. Dabei ist es entscheidend, ins Gespräch zu kommen, um zu erfahren, was und wie etwas beim Partner überhaupt angekommen ist.

Nicht nur bei körperlichen Krankheiten, sondern auch bei seelischen Problemen/Erscheinungen können wir eine Verschlimmerung bis hin zum Chronischen verfolgen. Bei krankhafter (Nicht-)Kommunikation äußert sich dies in Sprachlosigkeit, Frust, Missverständnissen, Misstrauen, Respektlosigkeit, übergriffigem Verhalten oder in kaltem Hass statt in heißer Liebe.

Bin ich mir selbst unsicher, so habe ich meist auch Angst, zu viel von mir auf- oder abzugeben, falls ich mich auf die Wünsche eines anderen Menschen einlasse. Damit blockiere ich natürlich das freie Schwingen von Geben und Nehmen. Ich verhindere auch, dass ich von meinem Partner etwas annehmen kann. Oder, schlimmer noch: Ich sehe in jeder Handlung etwas Negatives, auch wenn sie liebevoll gemeint ist.

Hierzu ein alltägliches Beispiel: Mein Partner schenkt mir eine Tafel Schokolade. Ich könnte mich nun darüber freuen, weil ich gerne Schokolade esse. Ich kann mich aber auch maßlos darüber ärgern, weil ich sowieso schon übergewichtig bin und annehme, der andere hat es nur darauf abgesehen, mich zu hänseln und zu ärgern.

Anzeichen, dass die Seele um Hilfe bittet

Ungeduld, Unzufriedenheit, Ärger, Gefühl der Wertlosigkeit, Sprachlosigkeit, Frustrationen, kalter Krieg

Anzeichen, dass der Körper um Hilfe bittet

Magenschmerzen, Rückenschmerzen, Kopfschmerzen, Schlafprobleme, Verdauungsstörungen, Nierenschmerzen, Nierensteine (bei chronisch verhärteten Beziehungen)

Balancing zur Vorsorge und Gesunderhaltung

Zum Einstimmen auf harmonische Beziehungen helfen uns die folgenden Punkte:

Körpervorderseite (→ Übersicht vorn)

⑬ *Das kleine Meer (Herz 3)*
→ **Zone:** am Ende der Ellenbogenfalte auf der Kleinfingerseite
→ **Wirkung:** gibt Lebensfreude (nach J. Bischko)

㉘ *Dritter Weiler am Fuß/Göttlicher Gleichmut (Magen 36)*
→ **Zone:** vier Fingerbreit unterhalb der Kniescheibe, am Unterschenkel außen
→ **Wirkung:** gibt die nötige Gelassenheit

Körperrückseite (→ Übersicht vorn)

㊲ *Das Innerste des Inneren (Blase 43)*
→ **Zone:** vier Fingerbreit links und rechts der Wirbelsäule, auf Höhe des vierten Brustwirbels (etwa auf Höhe der hinteren Achselfalte)
→ **Wirkung:** stärkt den allgemeinen Energiefluss

38 *Transportpunkt des Perikards (Herzhülle) (Blase 14)*
- **Zone:** zwei Fingerbreit links und rechts der Wirbelsäule, auf Höhe des vierten Brustwirbels (etwa auf Höhe der hinteren Achselfalte)
- **Wirkung:** hat eine regulierende Wirkung auf das Herz und entspannt den Brustkorb

39 *Transportpunkt des Herzens (Blase 15)*
- **Zone:** zwei Fingerbreit links und rechts der Wirbelsäule, auf Höhe des fünften Brustwirbels (ca. zwei Fingerbreit unter Blase 14)
- **Wirkung:** nährt das Herzblut und beruhigt den Geist

Hände (→ Übersicht hinten)

62 *Großer Erdhügel (Perikard 7)*
- **Zone:** in der Mitte der Handgelenksbeugefalte
- **Wirkung:** beruhigt das Herz und den Geist

Beine (→ Übersicht hinten)

68 *Wiederkehr des Flusses (Niere 7)*
- **Zone:** drei Fingerbreit oberhalb des Innenknöchels, etwas nach hinten am Vorderrand der Achillessehne
- **Wirkung:** liefert Wärme und Feuer für den gesamten Körper

69 *Mächtiger Wasserlauf (Niere 3)*
- **Zone:** in der Mitte zwischen Innenknöchel und Achillessehne
- **Wirkung:** kräftigt das Selbstbewusstsein

70 *Beleuchtetes Meer (Niere 6)*
- **Zone:** einen Fingerbreit unterhalb des Innenknöchels
- **Wirkung:** gibt psychische Stabilität

Öffnende Horizonte

Am Ziel – der salutogenetische Idealzustand

Es gibt Gegenden auf diesem wundervollen Planeten Erde, da öffnen sich hinter jeder Kurve neue Landschaften und Horizonte. Sind wir als Mensch offen, neugierig und tragen unser Herz am richtigen Fleck, dann eröffnen sich auch für uns jeden Tag aufs Neue faszinierende Seelenlandschaften. Und so fühlen wir uns dabei:

Nichts verstellt uns den Blick in innere und äußere Weiten. Wir schauen in unbegrenzte Welten, wir spüren förmlich die Unendlichkeit und bekommen ein atemberaubendes Gefühl für unsere ungeahnten Fähigkeiten, die in uns schlummern. Die Welt steht uns offen. Wir verfügen über enorme Kräfte.

Wir können und dürfen den alten Ballast abwerfen, Verbrauchtes und Überholtes hinter uns lassen. Wir erlauben

Unser Ziel ist es:

- → „Selbst-erfüllt" zu leben statt gelebt zu werden, weil wir es uns wert sind
- → Unseren Horizont bewusst zu erweitern, statt uns unbewusst klein zu machen
- → Eigene Fähigkeiten zu „ent-falten" und unsere wahre Berufung zu leben
- → Präsent und wachsam jeden Augenblick unseres Seins zu genießen
- → Über den Tellerrand zu schauen
- → Auf und mit „der Welle zu reiten", statt von ihr weggespült zu werden

uns, Neues zu wagen und durchzustarten, befreit von überholten Denk- und Verhaltensmustern.

> *„Unsere tiefste Angst ist nicht, dass wir unzulänglich sind, unsere tiefste Angst ist, dass wir grenzenlose Macht in uns haben. Es ist unser Licht und nicht die Dunkelheit, vor der wir uns am meisten fürchten. Wer bin ich schon, fragen wir uns, dass ich schön, talentiert und fabelhaft sein soll? Aber ich frage dich: Wer bist du, es nicht zu sein?"*
>
> Nelson Mandela

Stolpersteine auf dem Weg zum Idealzustand

Die Grenzen unseres Bewusstseins sind auch die Grenzen unserer Welt. Und: Das Fatale an der Dummheit ist nicht das Nicht-Wissen, sondern das Nicht-Wissen-*Wollen.*

Das sind auf den ersten Blick harte Worte, aber nur auf den ersten. Denn mit einer derartigen inneren Haltung erfülle ich höchstens die Prophezeiungen von Eltern, Mitschülern oder auch Lehrern, die da sagten: „Das kannst du nicht!", „Das darfst du nicht!", „Das macht man nicht!" oder auch als Klassiker sehr beliebt: „Da bist du zu doof dazu!"

Diese alten Muster und Normen können sich tief eingeprägt haben. Sie begleiten uns ein Leben lang und sind oftmals die Ursache für Schuldgefühle, wenn wir uns nicht „regelkonform" verhalten, selbst wenn sie schon lange überholt sind oder für uns bzw. in der heutigen Zeit keine Bedeutung mehr haben.

Daher müssen und dürfen wir lernen, uns davon zu befreien, wenn sie nicht (mehr) zu uns passen, vor allem wenn wir darunter leiden und daran kranken.

Mit einem „Horizont" so umfangreich wie ein Bierdeckel können sich neue, öffnende Erfahrungen wohl niemals einstellen. Alkohol, Vergnügungssucht, Konsumrausch oder Ablenkungen aller Art nähren lediglich unsere „Bewusst-Losigkeit". Erst ein nüchterner Blick auf unsere dunklen wie auch hellen Persönlichkeitsanteile, sozusagen eine Art innere Inventur, macht den Weg frei zu einer wahrhaftigen Sinnfindung im eigenen Leben.

Anzeichen, dass die Seele um Hilfe bittet

Lustlosigkeit, Desinteresse, Apathie, seelische Verstopfung, chronisches Nicht-Wissen-Wollen, Kommunikationsverweigerung, auffällige Realitätsverschiebungen

Anzeichen, dass der Körper um Hilfe bittet

Verschlusskrankheiten, Delirium, Suchterkrankungen, körperliche Verstopfung

Balancing zur Vorsorge und Gesunderhaltung

Damit sich auch für uns neue Horizonte eröffnen, unterstützen wir uns mit dem Einschwingen folgender Energiepunkte:

Körperrückseite (→ Übersicht vorn)

㊱ *Transportpunkt der Lunge (Blase 13)*
- → **Zone:** zwei Fingerbreit links und rechts der Wirbelsäule, auf Höhe des dritten Brustwirbels (etwas höher, als die hintere Achselfalte beginnt)
- → **Wirkung:** richtet den Körper auf und verleiht Vitalität

(35) *Türflügel der Körperseele (Blase 42)*
→ **Zone:** vier Fingerbreit links und rechts der Wirbelsäule, auf Höhe des dritten Brustwirbels (etwas höher, als die hintere Achselfalte beginnt)
→ **Wirkung:** lässt die eigenen Urbedürfnisse spüren

(44) *Stube des Willens/Zimmer der Potenz (Blase 52)*
→ **Zone:** vier Fingerbreit links und rechts der Wirbelsäule, auf Höhe des dritten Lendenwirbels (in Höhe der Taille)
→ **Wirkung:** für kraftvolles, entschlossenes Erreichen der Dinge

(46) *Pforte der Lebensbestimmung (Lenkergefäß 4)*
→ **Zone:** auf der Wirbelsäule, auf Höhe des dritten Lendenwirbels (in Höhe der Taille)
→ **Wirkung:** hilft, die Dinge zu tun, die man wirklich möchte

Körpervorderseite (→ Übersicht vorn)

(7) *Meisterpunkt der Chi (Konzeptionsgefäß 17)*
→ **Zone:** etwas unterhalb der Mitte des Brustbeines
→ **Wirkung:** gibt uns Lebensenergie

Beine (→ Übersicht hinten)

(69) *Mächtiger Wasserlauf (Niere 3)*
→ **Zone:** mittig zwischen Innenknöchel und Achillessehne
→ **Wirkung:** verleiht Rückgrat und Kraft

(83) *Mächtige große Straße (Leber 3)*
→ **Zone:** auf dem Fußrücken zwischen dem großen und dem zweiten Zeh, in der Vertiefung zwischen den Knochen (etwa drei Fingerbreit vom äußeren Ende der „Schwimmhaut“ entfernt)
→ **Wirkung:** hilft, uns selbst und anderen Raum zu geben

Beflügelte Gelassenheit

Am Ziel – der salutogenetische Idealzustand

> *„Gib mir den Mut, Dinge zu ändern, die ich ändern kann. Gib mir die Gelassenheit, Dinge hinzunehmen, die ich nicht ändern kann. Und gib mir die Weisheit, das eine vom anderen zu unterscheiden."*

In diesem symbolischen Gebet erkennen wir sofort alle Ingredienzien einer (beflügelten) Gelassenheit: die Einsicht, zum jetzigen Zeitpunkt alles Menschenmögliche getan zu haben. Folge: Ich muss mich weder getrieben fühlen noch mit Gewalt ein Vorwärtskommen erzwingen („mit dem Kopf durch die Wand gehen"). Alles im Leben hat seine Zeit. Wir beschenken uns selbst mit Ruhe und Gelassenheit, ohne dabei die bewusste Wachheit zu verlieren, Zeichen der Veränderung zu erkennen und umzusetzen.

Die hohe Kunst besteht also darin, zum richtigen Zeitpunkt den richtigen Schritt zu tun. Beflügelte Gelassenheit trennt uns nicht vom „Leben" ab, im Gegenteil: Sie lässt uns staunen, wundern, sie verzaubert uns mit der Vollkommen-

Unser Ziel ist es:

- → Mutig zu sein, um Dinge zu ändern, die wir ändern können
- → Gelassen zu sein, um Dinge hinzunehmen, die wir nicht ändern können
- → Aufmerksam zu sein und zu spüren, wann die Zeit reif ist
- → Uns nicht in Problemen zu verlieren, sondern offen zu sein für neue Ideen

heit der Schöpfung (im „Innen“ wie im „Außen“), sie bedeutet die Aufgabe von Kontrolle und quälenden Selbstvorwürfen.

Stolpersteine auf dem Weg zum Idealzustand

Wenn wir (idealistisch) verbohrt sind oder auch nur rein egoistisch in dieser „Ellbogen-Gesellschaft“ sinnlos gegen Windmühlen kämpfen, vergeuden wir wichtige Lebensenergie. Das fühlt sich an wie „Gas geben und bremsen“ gleichzeitig: einerseits das radikale Vorpreschen und andererseits das ständige Gefühl, seine Lebensziele (materiell, beziehungs- oder karrieretechnisch) nicht zu erreichen oder sich sogar immer weiter davon zu entfernen.

Schon Meister Eckhart (1260–1328) sagt: „Wenn Du stille würdest, wäre Dir geholfen.“ An dieser Weisheit hat sich bis heute nichts geändert.

Genauso unbefriedigend ist die Situation, sich vorzuwerfen, man hätte etwas versäumt, und dann frustriert aufzugeben und sich von den Problemen überwältigen zu lassen – um sich am Ende auf der ganzen Linie als Versager zu fühlen.

Viele Menschen berichten, wie eine Krankheit oder ein Schicksalsschlag ihr Leben in eine positive Richtung drehen konnte. Das gelingt uns, wenn wir uns bewusst den Ängsten stellen, die uns „sinn-los“ umtreiben. Oder unserer Sturheit und Starrheit, unserem Missionarsdrang, allen im Leben zeigen zu wollen, wo der richtige Weg verläuft, den man selbst nie gefunden oder bereits verlassen hat.

Anzeichen, dass die Seele um Hilfe bittet

Frustration, Unzufriedenheit, Resignation, Erschöpfung, Nervosität, Zorn, Dogmatismus, (Versagens-)Ängste

Anzeichen, dass der Körper um Hilfe bittet

Kopfschmerzen, Magenschmerzen, Rückenschmerzen, Müdigkeit. Das permanente Gefühl, dass irgendetwas nicht in Ordnung ist.

Balancing zur Vorsorge und Gesunderhaltung

Das Einschwingen folgender Punkte kann uns dabei helfen, die Weisheit zu erlangen, mit der wir die für uns stimmigen Entscheidungen treffen können:

Kopf (→ Übersicht hinten)

(105) Zusammenkunft aller Leitbahnen (Lenkergefäß 20)
→ **Zone:** auf der Mitte des Schädeldaches am höchsten Scheitelpunkt, auf dem Mittelpunkt der Verbindungslinie zwischen beiden Ohrspitzen
→ **Wirkung:** klärt und beruhigt die Sinne; wirkt besänftigend und entspannend

Körperrückseite (→ Übersicht vorn)

(42) Transportpunkt der Leber (Blase 18)
→ **Zone:** zwei Fingerbreit links und rechts der Wirbelsäule, auf Höhe des neunten Brustwirbels (etwas unterhalb der Schulterblattspitze)
→ **Wirkung:** beseitigt die engstirnige Starre, harmonisiert den Fluss der Gefühle

(44) Stube des Willens/Zimmer der Potenz (Blase 52)
→ **Zone:** vier Fingerbreit links und rechts der Wirbelsäule, auf Höhe des dritten Lendenwirbels (in Höhe der Taille)
→ **Wirkung:** hilft, Dinge zu akzeptieren

Hände (→ Übersicht hinten)

61 *Pforte der Geisteskraft (Herz 7)*
→ **Zone:** am Ende der Handgelenksbeugefalte auf der Kleinfingerseite
→ **Wirkung:** reguliert und ordnet die Gedanken

Körpervorderseite (→ Übersicht vorn)

28 *Dritter Weiler am Fuß/Göttlicher Gleichmut (Magen 36)*
→ **Zone:** vier Fingerbreit unterhalb der Kniescheibe, am Unterschenkel außen
→ **Wirkung:** gibt Gelassenheit und Gleichmut

Beine (→ Übersicht hinten)

73 *Quelle am Yang-Hügel (Gallenblase 34)*
→ **Zone:** in einer Mulde vor und unterhalb des Wadenbeinköpfchens, seitlich unterhalb des Knies
→ **Wirkung:** regt den freien Fluss an

69 *Mächtiger Wasserlauf (Niere 3)*
→ **Zone:** in der Mitte zwischen Innenknöchel und Achillessehne
→ **Wirkung:** unterstützt, Dinge zu Ende zu bringen, aber auch Unabänderliches zu akzeptieren

83 *Mächtige große Straße (Leber 3)*
→ **Zone:** auf dem Fußrücken zwischen dem großen und dem zweiten Zeh, in der Vertiefung zwischen den Knochen (etwa drei Fingerbreit vom äußeren Ende der „Schwimmhaut“ entfernt)
→ **Wirkung:** stärkt zusammen mit Energiepunkt 42 (Blase 18) Fantasie und Intuition

Ausgeglichenes Sein

Am Ziel – der salutogenetische Idealzustand

Erinnern Sie sich an Neil Armstrong, den ersten Menschen auf dem Mond? Als er den Fuß auf den Mond setzte, waren seine legendären Worte: „Ein kleiner Schritt für mich, ein großer Schritt für die Menschheit." Symbolisch sollten und dürfen wir jeden Tag aufs Neue in die Welt hinausrufen: „Ich darf sein!" Denn ein gesundes Selbstbewusstsein ist unabdingbar für unser Wohlbefinden. Das bedeutet nicht, nur egoistisch auf seinen Vorstellungen zu beharren. Es bedeutet vielmehr: sich nicht zu wichtig zu nehmen, sich aber seines Wertes durchaus bewusst zu sein.

Ein ganz wichtiger Aspekt ist auch, überwiegend in seinem Leben das zu tun, was man wirklich will. Dazu muss man sich zum einen darüber klar werden: Was will ich? Und zum anderen geht es dann nicht um das kaltblütige und rücksichtslose Durchsetzen von Interessen, sondern vor allem darum, hinter den Dingen, die man tut, wirklich zu stehen. Auch wenn sich dies im Alltag bisweilen schwer umsetzen lässt, so sollten wir uns doch stets bewusst sein, dass wir unzufrieden, „ver-stimmt" oder auch depressiv werden, wenn wir ständig (mit Widerwillen) Dinge tun, die wir nicht wollen oder die uns nicht guttun.

Unser Ziel ist es:

- → Uns „selbst-wert" zu fühlen
- → Vor Begeisterung zu brennen
- → Zu tun, was wir wirklich tun wollen
- → Auch mal fünf gerade sein zu lassen

Es ist übrigens wissenschaftlich erwiesen, dass die Begeisterung, mit der wir Dinge tun, für neue Vernetzungen im Gehirn sorgt, und in der Folge viele körpereigene Prozesse in Gang gesetzt werden, die unser Wohlbefinden steigern.

Stolpersteine auf dem Weg zum Idealzustand

Wenn wir Kompromisse eingehen, sollten wir schon zu Beginn überprüfen, ob es nicht „faule" Kompromisse sind, die uns auf lange Sicht mehr schaden als nützen. (Zu) oft entscheiden sich Menschen für einen kurzfristigen Vorteil, der einen langfristigen Nachteil wie eine (er-)drückende Last nach sich zieht. Dies geschieht in emotionalen wie auch geschäftlichen „Partnerschaften" oder auch im Anhäufen von (Konsum-)Schulden. Denn Schulden lassen unsere Seele sich schuldig fühlen, ein armseliger Zustand, der „ausgeglichenes Sein" nachhaltig verhindern kann. Wir sind dann so unausgewogen wie unser Konto. „Ein reines Gewissen, ist ein sanftes Ruhekissen", weiß der Volksmund und verweist auf die Tatsache, dass ein belastetes, schlechtes Gewissen nur schwer aus der Unruhe zur Ruhe kommen kann. Soll heißen: Auch moralische Schuld behindert oder verhindert unser ausgeglichenes Sein. Sie ist im Außen meist physisch nicht so direkt greifbar wie finanzielle Schuld(en), sie wirkt eher (feinstofflich) in unserem Inneren.

Anzeichen, dass die Seele um Hilfe bittet

Nervosität, geringe Belastbarkeit, leichte Reizbarkeit, reduzierte Lebensfreude, geringe Frustrationstoleranz, einseitiges Weltbild, „Fähnchen im Wind", Dogmatismus, schnell wechselnde Stimmungen, depressive Verstimmungen, Erschöpfung, Burn-out-Syndrom („Was verbrennt mein Lebenslicht?")

Anzeichen, dass der Körper um Hilfe bittet

Schwindel, schwaches Immunsystem, Hang zu „eingebildeten" Krankheiten, Rückenschmerzen durch „Belastungen", Magenschmerzen („etwas schlägt mir auf den Magen"), Allergien („Gegen wen oder was führe ich Krieg auf körperlicher Ebene?"), Appetitlosigkeit („Was verschlägt mir den Appetit?"), Kopfschmerzen (Verspannungen in der „Denkfabrik"), Probleme mit dem Blutdruck („Was setzt mich innerlich unter Druck?")

Balancing zur Vorsorge und Gesunderhaltung

Das Einschwingen folgender Punkte hilft uns, das Selbst zu stabilisieren und in ein ausgeglichenes Sein zu begleiten:

Kopf (→ Übersicht hinten)

105 *Zusammenkunft aller Leitbahnen (Lenkergefäß 20)*
- → **Zone:** auf der Mitte des Schädeldaches am höchsten Scheitelpunkt, auf dem Mittelpunkt der Verbindungslinie zwischen beiden Ohrspitzen
- → **Wirkung:** klärt und beruhigt den Geist

106 *Schutzschild gegen den Wind (Dreifacher Erwärmer 17)*
- → **Zone:** in der Mulde hinter den Ohrläppchen
- → **Wirkung:** befreit die Sinne

Körpervorderseite (→ Übersicht vorn)

20 *Meer der Energie (Konzeptionsgefäß 6)*
- → **Zone:** Teilt man die Strecke vom Nabel bis zur Schambeinoberkante in fünf gleiche Teile, liegt der Punkt etwa ein Fünftel vom Nabel entfernt.
- → **Wirkung:** wärmt den Körper und stärkt die eigenen Kräfte

28 *Dritter Weiler am Fuß/Göttlicher Gleichmut (Magen 36)*
→ **Zone:** vier Fingerbreit unterhalb der Kniescheibe, am Unterschenkel außen
→ **Wirkung:** hat eine psychisch stabilisierende Wirkung

Hände (→ Übersicht hinten)

65 *Wolkenbruch (Lunge 7)*
→ **Zone:** zwei Fingerbreit oberhalb des Endes der Handgelenksbeugefalte, auf der Daumenseite in einer kleinen Vertiefung
→ **Wirkung:** hilft bei der Verarbeitung von Problemen

Beine (→ Übersicht hinten)

69 *Mächtiger Wasserlauf (Niere 3)*
→ **Zone:** in der Mitte zwischen Innenknöchel und Achillessehne
→ **Wirkung:** stärkt Emotionen und den Geist

70 *Beleuchtetes Meer (Niere 6)*
→ **Zone:** einen Fingerbreit unterhalb des Innenknöchels
→ **Wirkung:** stärkt die Psyche

88 *Emporsprudelnde Quelle (Niere 1)*
→ **Zone:** mittig auf der Fußsohle in einer Mulde, die beim Beugen der Zehen entsteht
→ **Wirkung:** aktiviert unsere Verbindung zur Erde

Überschäumende Lebensfreude

Am Ziel – der salutogenetische Idealzustand

Das sind spezielle Momente im Leben: Eine neue Liebe, eine bestandene Prüfung, ein unerwartetes Geschenk, eine fantastische Entwicklung, eine Reise oder ein Gewinn … und plötzlich stellt sich überschäumende Lebensfreude ein, in der wir die ganze Welt umarmen könnten.

Schon Seneca (1–65 n. Chr.) wies jedoch darauf hin, dass wahres Glück nicht (nur) von außen kommt, sondern von innen. Wir selbst könnten das Gefühl der „über-schäumenden" Lebensfreude jederzeit aus eigener Kraft erreichen, in Resonanz und im Gefühl der Stimmigkeit, ausgelöst durch eine wunderschöne Blume, einen summenden Käfer an einem Sommertag, das jubilierende Lied eines Vogels, einen betörenden Geruch, das ansteckende Lachen eines Kindes.

Sehr hilfreich auf diesem Weg zu dauerhafter Lebensfreude ist ein gesundes Selbstwertgefühl. Denn nur wenn ich weiß, was ich (mir) wert bin, kann ich mich auch bis in die tiefsten Tiefen und höchsten Höhen des Lebens freuen.

Unser Ziel ist es:

- → Das positive Gefühl der Lebensfreude in uns in Resonanz zu bringen
- → Uns selbst zu erlauben, überschäumende Lebensfreude zu empfinden
- → Zu lernen, freudige Momente zu erkennen und zu genießen
- → Die heilsame Wirkung der Lebensfreude in unseren Alltag zu integrieren

Stolpersteine auf dem Weg zum Idealzustand

Ein moralinsaures Credo unserer Gesellschaft lautet: „Erlaubt ist alles, solange es keinen Spaß macht!" Diese verbreitete innere Einstellung ist kein guter Nährboden für Lebensfreude, im Gegenteil: Sie sorgt dafür, dass viele Menschen tief in sich das Gefühl mit sich herumtragen, sich überhaupt nicht freuen zu dürfen und stattdessen regelrecht Schuldgefühle entwickeln. Hier ist der Weg in die Traurigkeit, Melancholie bis hin zur Depression geradezu vorgezeichnet.

Aber Vorsicht: In dieser Welt der Polarität geht es auch hier um eine gesunde Balance zwischen losgelöster Freude und bodenständiger „Disziplin". Denn nur mit einer guten Verankerung in uns selbst und der Realität können wir die Freude auch genießen, sonst geraten wir ins Trudeln, und die „Freude" führt zur Verwirrung und lässt uns die Orientierung verlieren. Wer nur noch losgelöste Freude empfinden kann, wenn er sein Quantum an Alkohol (oder anderen Drogen) im Blut hat, erleidet zusehends eine Realitätsverschiebung mit fatalen Folgen (Suchtprobleme, Koma-Saufen, Identitätsverlust).

Anzeichen, dass die Seele um Hilfe bittet

lähmende Schuldgefühle, Lebensangst, Traurigkeit, Melancholie, depressive Verstimmungen, Interesselosigkeit, apathisches Verhalten, Unruhe, Orientierungslosigkeit

Anzeichen, dass der Körper um Hilfe bittet

Suchtthematiken, Mangelerkrankungen, Appetitlosigkeit, Schlafstörungen, Müdigkeit, nervöse Überforderungssymptome, Verstopfung, Blutunterdruck, nachlassende Muskelkraft

Balancing zur Vorsorge und Gesunderhaltung

Damit wir unsere Freude ausleben und genießen können, unterstützen wir uns mit dem Einschwingen folgender Punkte:

Körperrückseite (→ Übersicht vorn)

39 *Transportpunkt des Herzens (Blase 15)*
→ **Zone:** zwei Fingerbreit links und rechts der Wirbelsäule, auf Höhe des fünften Brustwirbels (ca. zwei Fingerbreit unter Blase 14, vgl. S. 221)
→ **Wirkung:** führt zur Präsenz und Achtsamkeit des Herzens

40 *Halle der Geisteskraft (Blase 44)*
→ **Zone:** vier Fingerbreit links und rechts der Wirbelsäule, auf Höhe des fünften Brustwirbels (ca. zwei Fingerbreit unter Blase 43, vgl. S. 221)
→ **Wirkung:** unterstützt die Ausstrahlung einer überzeugenden Gesamtpersönlichkeit

Körpervorderseite (→ Übersicht vorn)

7 *Meisterpunkt des Chi (Konzeptionsgefäß 17)*
→ **Zone:** etwas unterhalb der Mitte des Brustbeines
→ **Wirkung:** gibt Lebensenergie

20 *Meer der Energie (Konzeptionsgefäß 6)*
→ **Zone:** Teilt man die Strecke vom Nabel bis zur Schambeinoberkante in fünf gleiche Teile, liegt der Punkt etwa ein Fünftel vom Nabel entfernt.
→ **Wirkung:** gibt Kraft und Energie

Hände (→ Übersicht hinten)

63 *Passtor des Inneren (Perikard 6)*
- → **Zone:** drei Fingerbreit oberhalb der Handgelenksfalte, in der Mitte der Innenseite des Unterarms
- → **Wirkung:** aktiviert die Zufriedenheit durch Integrationsvermögen

61 *Pforte der Geisteskraft (Herz 7)*
- → **Zone:** am Ende der Handgelenksbeugefalte auf der Kleinfingerseite
- → **Wirkung:** sorgt für ausgeglichene Zufriedenheit

Beine (→ Übersicht hinten)

69 *Mächtiger Wasserlauf (Niere 3)*
- → **Zone:** in der Mitte zwischen Innenknöchel und Achillessehne
- → **Wirkung:** stärkt das Urvertrauen

83 *Mächtige große Straße (Leber 3)*
- → **Zone:** auf dem Fußrücken zwischen dem großen und dem zweiten Zeh, in der Vertiefung zwischen den Knochen (etwa drei Fingerbreit vom äußeren Ende der „Schwimmhaut“ entfernt)
- → **Wirkung:** unterstützt die Selbstachtung

Erfülltes Leben

Am Ziel – der salutogenetische Idealzustand

Die wahre Schönheit einer Kerze liegt in ihrer Verwendung, also darin, Licht ins Dunkle zu bringen und bis zum Erlöschen Wärme zu geben. Darin liegt der (erfüllte) Sinn ihrer Existenz. Und wie machtvoll ein einziges Licht ist, können wir daran sehen, dass Licht immer „mehr" ist als die Dunkelheit. Wenn nachts in einem Zimmer nur ein winziges Licht brennt, dann scheint es auch nach draußen, aber niemals kommt die Dunkelheit ins Zimmer und überdeckt das Licht.

Symbolisch steht die Kerze für unser Leben, das wir für uns und andere mit Lichtvollem ausfüllen können. Wie formuliert es Seneca (1 – 65 nach Chr.) so treffend:

> *„Es ist nicht wenig Zeit, die wir haben,*
> *sondern es ist viel Zeit, die wir nicht nützen."*

Erfüllung finden wir, wenn wir uns die Zeit nehmen, in uns hineinzuhorchen, um unsere eigenen Bedürfnisse, Wünsche und Begabungen zu entdecken und auch zu verwirklichen. Die Begegnung mit uns schenkt anderen Menschen ein Lächeln,

Unser Ziel ist es:

- → Ein Lächeln auszusenden, das tausendfach zu uns zurückkehrt
- → Den Sinn in unserem eigenen Leben zu erkennen
- → In uns selbst zu ruhen und bewusst genießen zu können
- → Erfüllung auch in den „kleinen Dingen" des Lebens zu finden

Zuversicht und Hoffnung; sie sind nach der Begegnung mit uns glücklicher als zuvor. Unsere Motivation ist die Liebe, die aus Eigenliebe und Respekt uns selbst gegenüber genährt wird.

Wir nehmen uns Zeit zum Ausruhen, um unsere Seele baumeln zu lassen und Kraft zu schöpfen, wir lernen, unser Leben zu genießen, in Gestalt eines wunderschönen Sonnenunter- oder Sonnenaufgangs ebenso wie im stillen, wortlosen Sein. Wir genießen bewusst jeden Augenblick, als ob es der letzte wäre.

Stolpersteine auf dem Weg zum Idealzustand

Die (oft schmerzliche) Illusion unserer westlichen Zivilisation besteht darin, dass individuelle Erfüllung im Außen gefunden werden kann. Doch durch äußere Fülle können wir niemals unsere innere Leere füllen. Sie kann uns bestenfalls dabei helfen, Freiräume für inneres Wachstum zu schaffen oder sogar erst zu ermöglichen.

Das Resonanzgesetz „wie innen, so außen" gilt immer, und gesundes Wachstum geschieht im gesamten Universum ohne Ausnahme von innen nach außen: Die Blume wächst aus dem Samenkorn, der Baum aus der Wurzel und sogar das gesamte Universum aus dem Urknall.

Im Grunde ist es doch ganz einfach: Es geht immer und für uns alle um eine harmonische Balance zwischen Innen und Außen, dann fühlt sich unsere Seele wohl, und wir leben unser Leben, statt *gelebt zu werden.*

Der Vater des Autors Thomas Künne wurde mit diesem Leitsatz gesund 97 Jahre alt: *„Wenn Du in Dir selbst nicht zu Hause bist, dann bist Du nirgendwo zu Hause."*

Möge die Stimmgabeltherapie Ihnen dabei helfen, in sich und Ihrem Körperhaus daheim zu sein.

Anzeichen, dass die Seele um Hilfe bittet

chronische Lustlosigkeit, Existenzängste, Selbstmordgedanken, Fluchttendenzen; Gefühl, nutzlos und überflüssig zu sein, Unzufriedenheit

Anzeichen, dass der Körper um Hilfe bittet

Verspannungen und Mangelerkrankungen aller Art, chronische Schmerzen, psychosomatische Beschwerden aller Art

Balancing zur Vorsorge und Gesunderhaltung

In der chinesischen Medizin erfolgt die Einteilung allen Lebens in der Lehre der Fünf Elemente: genannt Holz (Leber), Feuer (Herz), Erde (Milz), Metall (Lunge), Wasser (Niere). Das hohe Ziel eines erfüllten Lebens ist, Harmonie zwischen allen Elementen herzustellen.
Daher schwingen wir die Quell- und Zustimmungspunkte (Transportpunkte) aller Elemente ein:

Körperrückseite (→ Übersicht vorn)

㊱ *Transportpunkt der Lunge (Blase 13)*
→ **Zone:** zwei Fingerbreit links und rechts der Wirbelsäule, auf Höhe des dritten Brustwirbels (etwas höher, als die hintere Achselfalte beginnt)

㊴ *Transportpunkt des Herzens (Blase 15)*
→ **Zone:** zwei Fingerbreit links und rechts der Wirbelsäule, auf Höhe des fünften Brustwirbels (ca. zwei Fingerbreit unter Blase 14, vgl. S. 221)

42 *Transportpunkt der Leber (Blase 18)*
→ **Zone:** zwei Fingerbreit links und rechts der Wirbelsäule, auf Höhe des neunten Brustwirbels (etwas unterhalb der Schulterblattspitze)

110 *Transportpunkt der Milz (Blase 20)*
→ **Zone:** zwei Fingerbreit links und rechts der Wirbelsäule, auf Höhe des elften Brustwirbels (etwa auf Höhe des Unterbrustmaßes)

45 *Transportpunkt der Nieren/Meer der Vitalität (Blase 23)*
→ **Zone:** zwei Fingerbreit links und rechts der Wirbelsäule, auf Höhe des dritten Lendenwirbels (in Höhe der Taille)

Hände (→ Übersicht hinten)

65 *Wolkenbruch (Lunge 7)*
→ **Zone:** zwei Fingerbreit oberhalb des Endes der Handgelenksbeugefalte, auf der Daumenseite in einer kleinen Vertiefung

61 *Pforte der Geisteskraft (Herz 7)*
→ **Zone:** am Ende der Handgelenksbeugefalte auf der Kleinfingerseite

Beine (→ Übersicht hinten)

83 *Mächtige große Straße (Leber 3)*
→ **Zone:** auf dem Fußrücken zwischen dem großen und dem zweiten Zeh, in der Vertiefung zwischen den Knochen (etwa drei Fingerbreit vom äußeren Ende der „Schwimmhaut“ entfernt)

(67) *Kreuzung der drei Yin-Leitbahnen (Milz 6)*
→ **Zone:** vier Fingerbreit direkt oberhalb des Innenknöchels

(69) *Mächtiger Wasserlauf (Niere 3)*
→ **Zone:** in der Mitte zwischen Innenknöchel und Achillessehne

Variante des Balancings

Zur Intensivierung der Behandlung können Sie die Schwingung exakt im Rhythmus der *Fünf Elemente* anwenden. Dadurch ergibt sich eine etwas veränderte Reihenfolge, die Sie jedoch an jedem der Punkte im Sinne eines Kreislaufes beginnen können (nach dem zehnten Energiepunkt folgt wieder der erste):

→ Energiepunkt 36: Blase 13
→ Energiepunkt 65: Lunge 7
→ Energiepunkt 45: Blase 23
→ Energiepunkt 69: Niere 3
→ Energiepunkt 42: Blase 18
→ Energiepunkt 83: Leber 3
→ Energiepunkt 39: Blase 15
→ Energiepunkt 61: Herz 7
→ Energiepunkt 110: Blase 20
→ Energiepunkt 67: Milz 6

Chakren-Balancing mit der Schumann-II-Resonanz (256 Hz)

Im ewigen Ablauf des Tierkreises wechseln die Sternzeichen monatlich, bei Mutter Erde circa alle 2160 Jahre. Innerhalb eines Platonischen Jahres (das „Große Jahr") von knapp 26.000 Jahren durchläuft unser Heimatplanet alle zwölf Tierkreiszeichen.

Vor Kurzem ist die Erde in das Wassermann-Zeitalter eingetreten: Dieses steht symbolisch für das *Neue Wege gehen in Freiheit, Gleichheit und Brüderlichkeit* und für die Rücknahme von Projektionen in die Übernahme unserer vollen Eigenverantwortung für dieses Leben.

Gleichzeitig beobachten Wissenschaftler Phänomenales in Bezug auf eine Schwingungsanhebung von und auf der Erde. Schauen wir hierbei zunächst auf eine logische Verbindung zum menschlichen Gehirn: Die Gehirnströme selbst sind eng mit der chemischen Aktivität der Botenstoffe im Gehirn gekoppelt. Und hier liegt wahrscheinlich auch eine Schnittstelle zwischen organisch-neurophysiologischen Abläufen und seelischen Phänomenen, die durch Klang- und Schwingungsarbeit aktiviert werden: Innen und Außen gehen in Resonanz und schwingen sich aufeinander ein.

Die Schumann-II-Resonanz und ihr Einfluss auf unser Wohlbefinden

Kommen wir an dieser Stelle zu einem großen Organismus, der wie jeder andere lebende Körper durch äußere Einwirkungen empfindlich beeinträchtigt werden kann. Gemeint ist unsere große Mutter, *Mutter Erde*. Auch sie schwingt in einer eigenen und einzigartigen Frequenz, wie alle belebten und unbelebten Körper.

Durch Blitze und ähnliche Vorgänge werden in der Atmosphäre sogenannte Spherics (elektromagnetische Wellen) ausgesendet. Dabei fungiert der Raum zwischen Erde und Ionosphäre meist als Hohlraum-Resonator. Die weltweite Gewittertätigkeit sorgt für die Energie zur niederfrequenten Anregung, zur Bildung stehender Wellen, den sogenannten *Schumann-Wellen* (entdeckt 1952 vom deutschen Physiker Otto Schumann).

Als *Schumann-Resonanzen* werden dabei diejenigen Frequenzen bezeichnet, bei denen die Wellenlänge der elektromagnetischen Schwingung in dem Hohlleiter zwischen Erdoberfläche und Ionosphäre einen ganzzahligen Teil des Erdumfangs darstellt.

Klingt schwierig, ist es aber nicht: Bei einem durchschnittlichen Erdumfang von 39.985,427 Kilometern und einer Ausbreitungsgeschwindigkeit von 299.792,458 Metern pro Sekunde ergibt sich als Divisor eine Schumann-Resonanz-Frequenz (von ca. 7,5 HZ). Durch gegenseitige Verstärkung oder auch Auslöschen rund um den Erdball ergibt sich ein durchschnittlicher Wert der Grundwelle von 7,8 Hz. In dieser Frequenz liegt das stärkste Signal vor.

Der Arzt Herbert König errechnete in seinen wissenschaftlichen Studien den exakten Wert auf 7,83 Hz. Ihm verdanken wir auch die Erkenntnis, dass Erde und Gehirn gleichartige Resonanzfrequenzen haben. Diese Frequenz entspricht der fundamentalen Gehirnfrequenz der meisten Säugetiere. Beim Menschen liegt die Frequenz von 7,83 Hz an der unteren Grenze des Alpha-Bereiches, dem Bereich zwischen Wachen und Schlafen.

Nun können wir beobachten, dass sich die Schumann-Frequenz über 7,83 Hz erhebt. Was bedeutet dies konkret?

Nun, ab der Grenze von 8 Hz entfällt der eher einschläfernde Aspekt des Theta-Zustandes (< 8 Hz). Symbolisch gesprochen können wir einerseits ein gleichzeitiges Beruhigen und Aufwecken des Gehirns und damit unseres Bewusstseinszustandes beobachten. Andererseits meint die Gehirnforschung, dass die *fundamentale* Gehirnfrequenz vieler Säugetiere auf dem Level der Schumann-Resonanz-Frequenz ein Indiz dafür sein könnte, dass sie gegenüber dem Menschen, dessen Frequenzspektrum weit größer ist, einen *geringeren* Bewusstseinsgrad haben.

Umgekehrt formuliert: Viele Faktoren deuten folglich darauf hin, dass wir auf ein *Zeitalter mit der Chance zu höherer Bewusstheit* hinsteuern. Nicht aus eigenem Antrieb oder weil die Menschheit aus der Geschichte lernt und bewusster wird. Nein, diese Erweiterung wird gesteuert durch die sukzessive Anhebung der natürlichen Eigenfrequenz von Mutter Erde.

Die Frequenzen der Gehirnwellen

Bereich	**Frequenz**	**Signatur**
Delta	0,1–3 Hz	Tiefschlaf, Hypnose, Wachtraum, evtl. erhöhte Immuntätigkeit
Theta	3–8 Hz	Tiefe Entspannung, Meditation, erhöhte Konzentration und Kreativität
Alpha		Leichte Entspannung, nach innen „hören“, erhöhte Erinnerung und Lernfähigkeit
Beta	12–18 Hz	Entspannt und aufmerksam (nach außen)
	> 18 Hz	Gute Aufnahmefähigkeit und Intelligenzleistung
Gamma	40 Hz	Anspruchsvolle Tätigkeiten mit gesteigertem Informationsfluss

Das schöpferische Universum, der kosmische Masterplan, wird sich das Richtige für die Weiterentwicklung erdacht haben, das wir bislang nur erahnen können. Nun liegt es an der Menschheit, etwas Sinnvolles aus diesem „kosmischen Angebot“ zu machen.

Das Balancing

Dieser wohltuende Chakrenausgleich möchte Sie auf behutsame Weise in Körper, Geist und Seele an die Schumann-II-Resonanz von 256 Hz heranführen. Die passende Stimmgabel erhalten Sie u.a. unter *www.mankau-verlag.de*. Sie führt uns augenblicklich in den Alpha-Zustand von gleichzeitigem Beruhigen und Aufwecken unseres Bewusstseins.

Vergleichen wir die (sieben) Chakren (= Energiezentren des Menschen) mit den ineinander greifenden „Rädern“ eines Uhrwerks, so ist es für einen smarten und störungsfreien Ablauf notwendig, dass die Bewegungen von allen sieben harmonisch verlaufen. Die Erfahrung zeigt, dass das Chakren-Balancing dabei hilft, geschmeidig „rund zu laufen“ und mögliche Blockaden zu lösen.

Warum 256 Hz? Gehen wir von einem (durchschnittlich gemessenen) Mittelwert der Schumann-Resonanzfrequenz von 8 Hz aus, so gelangen wir in den hörbaren Bereich durch folgende Oktavierungen (= Verdopplungen): 8 → 16 → 32 → 64 → 128 → 256 Hz.

Beginnen Sie mit dem Einschwingen, indem Sie mit der schwingenden Schumann-II-Stimmgabel (in Längsrichtung zum Körper) jeden Chakra-Zugangspunkt (vgl. Abb.) einzeln berühren. Sollte das Berühren unangenehm oder sogar unmöglich sein, so können Sie die schwingende Stimmgabel auch in einem Abstand von einigen Millimetern in Richtung des Punktes führen.

Empfohlen wird eine aufstehende Reihenfolge von 1 bis 7, Dauer bei Erwachsenen (je nach Bauchgefühl) 3–5 Minuten pro Chakra (→ S. 28f.). Die aufsteigende Reihenfolge entspricht symbolisch den aufsteigenden (Yin-)Meridianen, also von Mutter Erde zum Vater Himmel, die entgegengesetzte Reihenfolge abwärts von 7 bis 1 den absteigenden (Yang-)Meridianen von Vater Himmel zu Mutter Erde.

❼ Scheitel-Chakra
Am höchsten Punkt des Scheitels (entspricht Lenkergefäß 20 → S. 230)

❻ Stirn-Chakra
Mittig zwischen den Augenbrauen

❺ Hals-Chakra
In der Halsgrube

❹ Herz-Chakra
Mittig auf Höhe der Brustwarzen

❸ Solarplexus-Chakra
Auf halber Höhe zwischen Bauchnabel und Brustbeinspitze

❷ Sakral-Chakra
Ca. eine Handbreit unter dem Bauchnabel

❶ Wurzel-Chakra
Etwas oberhalb der Schambeinkante (entspricht Konzeptionsgefäß 3 → S. 218)

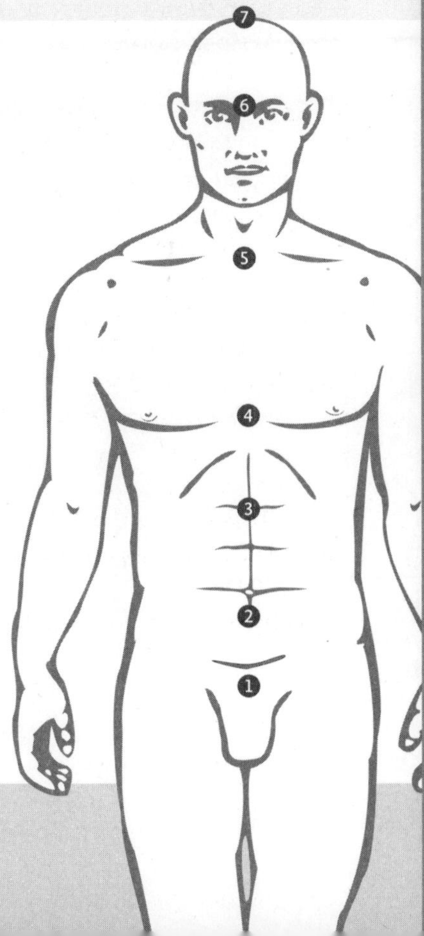

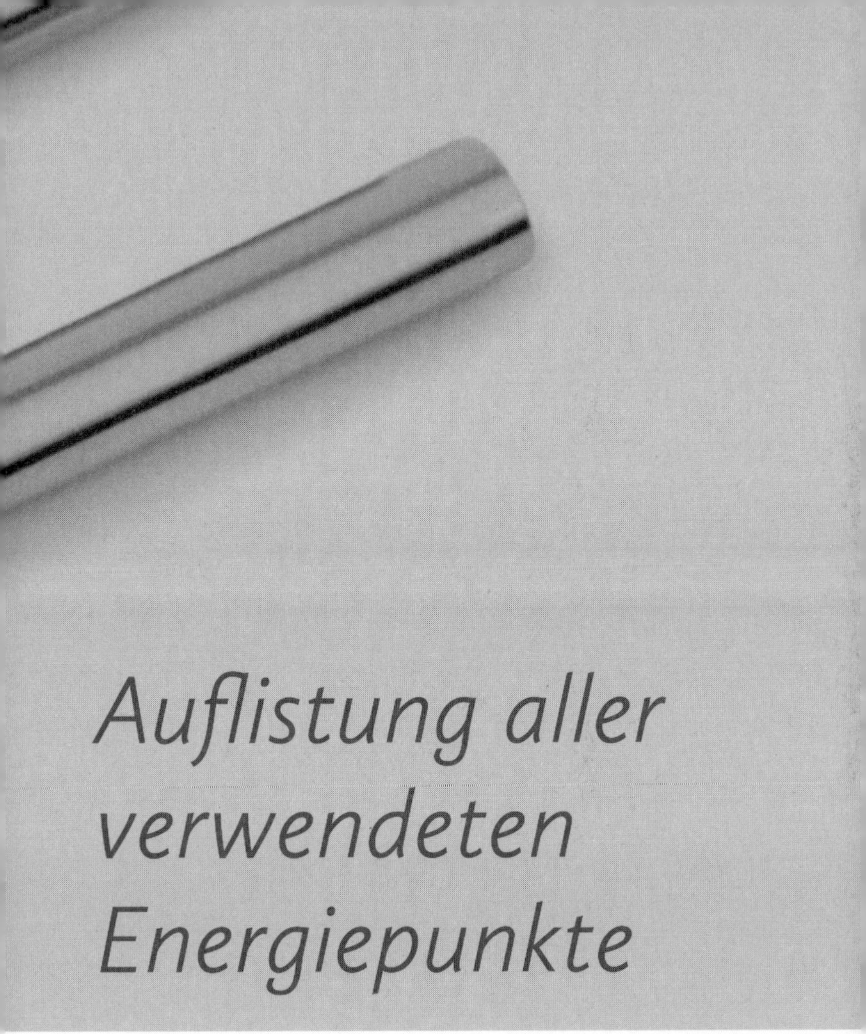

Auflistung aller verwendeten Energiepunkte

Um Ihnen eine praktische Übersicht zu bieten, haben wir in der folgenden Tabelle die verwendeten Akupunkturpunkte nach Körperregionen sortiert mit Namen und Lage aufgelistet. Somit haben Sie die Möglichkeit, auch über den Gebrauch des Buches hinaus bestimmte Punkte aufzufinden und zu behandeln, wenn Ihnen Ihr Therapeut deren Aktivierung empfiehlt.

Körpervorderseite

1	Bresche des Himmels	Konzeptionsgefäß 22	Mittig oberhalb des Brustbeines in der Vertiefung
	Einsatz bei: Halsschmerzen		
2	Spalt unter der Schulterhöhe	Dickdarm 15	In einer tastbaren Mulde an der vorderen Schulter, die sich beim seitlichen Anheben des Armes ergibt
	Einsatz bei: Rücken-/Schulterschmerzen		
3	Residenz der Mitte	Lunge 1	Im äußeren Brustbereich, ein Daumenbreit unterhalb des Schlüsselbeins
	Einsatz bei: Befreite Atmung, Erkältung		
4	Elegante Villa	Niere 27	In der Vertiefung unterhalb des Schlüsselbeins, neben dem Brustbein
	Einsatz bei: Allergie, Erkältung, Geschwächtes Immunsystem, Halsschmerzen, Stabiles Immunsystem		
5	Visierrohr	Konzeptionsgefäß 21	Mittig am oberen Ende des Brustbeines
	Einsatz bei: Erschöpfung		
6	–	Konzeptionsgefäß 17-21	Bereich des Brustbeins von KG 17 bis KG 21
	Einsatz bei: Erschöpfung		
7	Meisterpunkt des Chi	Konzeptionsgefäß 17	Etwas unterhalb der Mitte des Brustbeines
	Einsatz bei: Angst, Befreite Atmung, Erkältung, Erschöpfung, Geschwächtes Immunsystem, Nervosität, Stabiles Immunsystem		
8	Tor einer Periode	Leber 14	Auf einer senkrechten Linie unterhalb der Brustwarzen, etwa auf Höhe des Brustbeinendes
	Einsatz bei: ADHS, Bauchschmerzen, Gallenprobleme, Konzentrationsschwäche, Wohltuende Verdauung		
9	Taubenschwanz	Konzeptionsgefäß 15	Am unteren Ende des Brustbeins
	Einsatz bei: Sexualstörungen		

10	Sonne und Mond	Gallenblase 24	Im siebten Zwischenrippenraum auf einer Linie von der Brustwarze nach unten (unterhalb der Brust)
	Einsatz bei: Gallenprobleme		
11	Ellenbogenteich	Lunge 5	In der Mitte der Ellenbogenfalte, neben der spürbaren Sehne (Richtung Daumenseite)
	Einsatz bei: Befreite Atmung, Erkältung, Hautprobleme		
12	Gekrümmter Sumpf	Perikard 3	In der Ellenbogenfalte, ein Daumenbreit von der Mitte in Richtung Kleinfingerseite
	Einsatz bei: Angst		
13	Das kleine Meer	Herz 3	Am äußeren Ende der Ellenbogenfalte auf der Kleinfingerseite
	Einsatz bei: Angst, Blutdruckprobleme, Depressive Verstimmung, Harmonische Beziehungen		
14	Dritter Weiler der Hand	Dickdarm 10	„Muskelbauch" unterhalb der Ellenbeuge auf der Daumenseite des Unterarms
	Einsatz bei: Halsschmerzen		
15	Pforte in der Absperrung	Leber 13	Auf einer senkrechten Linie von der vorderen Achselfalte in Taillenhöhe
	Einsatz bei: Wohltuende Verdauung		
16	Mittlere Magengrube	Konzeptionsgefäß 12	Auf der Mittellinie zwischen dem Brustbeinende und dem Nabel
	Einsatz bei: Bauchschmerzen		
17	Punkt der Gürtelbahn	Gallenblase 26	Auf einer senkrechten Linie von der vorderen Achselfalte nach unten auf Höhe des Bauchnabels
	Einsatz bei: Gallenprobleme		

18	Türangel des Himmels	Magen 25	Drei Fingerbreit seitlich des Bauchnabels
	Einsatz bei: Bauchschmerzen, Durchfall, Übergewicht, Wohltuende Verdauung		
19	Wachtor der Geisteskraft	Konzeptionsgefäß 8	Im Bauchnabel
	Einsatz bei: Aufbauende Vitalität, Entspannter Schlaf, Erschöpfung, Nervosität, Wechseljahresbeschwerden		
20	Meer der Energie	Konzeptionsgefäß 6	Teilt man die Strecke vom Nabel bis zur Schambeinoberkante in fünf gleiche Teile, liegt der Punkt etwa ein Fünftel vom Nabel nach unten entfernt.
	Einsatz bei: Bauchschmerzen, Befriedigende Sexualität, Durchfall, Geschwächtes Immunsystem, Konzentrationsschwäche, Menstruationsstörungen, Rückenschmerzen, Stabiles Immunsystem, Tragfähige Stabilität, Wechseljahresbeschwerden, Wohltuende Verdauung		
21	Steinpforte	Konzeptionsgefäß 5	Teilt man die Strecke vom Nabel bis zur Schambeinoberkante in fünf gleiche Teile, liegt der Punkt zwei Fünftel vom Nabel entfernt.
	Einsatz bei: Befriedigende Sexualität		
22	Angelpunkt aller Ursprünge	Konzeptionsgefäß 4	Teilt man die Strecke vom Nabel bis zur Schambeinoberkante in fünf gleiche Teile, liegt der Punkt zwei Fünftel von der Schambeinoberkante entfernt.
	Einsatz bei: Bauchschmerzen, Befriedigende Sexualität, Bettnässen, Menstruationsstörungen, Stabiles Immunsystem, Tragfähige Stabilität		
23	Mittlerer Pol	Konzeptionsgefäß 3	Teilt man die Strecke vom Nabel bis zur Schambeinoberkante in fünf gleiche Teile, liegt der Punkt ein Fünftel von der Schambeinoberkante entfernt.
	Einsatz bei: Befriedigende Sexualität, Blasenbeschwerden, Sexualstörungen		

24	Gekrümmter Knochen	Konzeptionsgefäß 2	Mittig am oberen Schambeinrand
	Einsatz bei: Blasenbeschwerden		
25	Meer des Blutes	Milz 10	Bei gebeugtem Knie drei Fingerbreit oberhalb der inneren oberen Kniescheibenecke
	Einsatz bei: Beinschwere, Hautprobleme, Geschwächtes Immunsystem, Stabiles Immunsystem,		
26	Bergrücken und Hügel	Magen 34	Drei Fingerbreit oberhalb des oberen äußeren Kniescheibenrandes
	Einsatz bei: Übergewicht		
27	Kalbsnase	Magen 35	Unterhalb der Kniescheibe in der äußeren Vertiefung
	Einsatz bei: Beinschwere		
28	Dritter Weiler am Fuß / Göttlicher Gleichmut	Magen 36	Vier Fingerbreit unterhalb der Kniescheibe, am Unterschenkel außen
	Einsatz bei: Bauchschmerzen, Befriedigende Sexualität, Beinschwere, Bettnässen, Depressive Verstimmung, Entspannter Schlaf, Erschöpfung, Geschwächtes Immunsystem, Harmonische Beziehungen, Nervosität, Schlafstörungen, Sexualstörungen, Stabiles Immunsystem, Übergewicht, Wechseljahresbeschwerden, Wohltuende Verdauung,		
29	Üppige Fülle	Magen 40	Auf der halben Strecke einer Linie vom seitlichen Knie (Hosennaht) zum Außenknöchel
	Einsatz bei: Bauchschmerzen, Erkältung		
30	Befreiter Wasserlauf	Magen 41	Auf dem Fußrücken, genau in der Mitte des Sprunggelenkes
	Einsatz bei: Beinschwere		

Körperrückseite

31	Brunnen der Schulter	Gallenblase 21	Etwa auf halber Strecke zwischen Wirbelsäule und Schulter (oben auf der Kante)
	Einsatz bei: Rückenschmerzen		
32	Großer Kammzacken des Weberschiffchens	Blase 11	Zwei Fingerbreit links und rechts der Wirbelsäule, ungefähr auf Schulterhöhe (neben dem ersten Brustwirbel)
	Einsatz bei: Aufbauende Vitalität, Fließende Bewegungen, Rheumatische Beschwerden		
33	Großer Wirbel	Lenkergefäß 14	In der Mitte der Wirbelsäule, unterhalb des siebten Halswirbels
	Einsatz bei: Aufbauende Vitalität, Wechseljahresbeschwerden		
34	Knochenloch der Schulter	Dreifacher Erwärmer 14	Im „hinteren Schultergrübchen", das sich beim seitlichen Anheben des Armes ergibt (gegenüber von Dickdarm 15)
	Einsatz bei: Rücken-/Schulterschmerzen		
35	Türflügel der Körperseele	Blase 42	Vier Fingerbreit links und rechts der Wirbelsäule, auf Höhe des dritten Brustwirbels (etwas höher, als die hintere Achselfalte beginnt)
	Einsatz bei: Aufbauende Vitalität		
36	Transportpunkt der Lunge	Blase 13	Zwei Fingerbreit links und rechts der Wirbelsäule, auf Höhe des dritten Brustwirbels (etwas höher, als die hintere Achselfalte beginnt)
	Einsatz bei: Hautprobleme		

37	Das Innerste des Inneren	Blase 43	Vier Fingerbreit links und rechts der Wirbelsäule, auf Höhe des vierten Brustwirbels (etwa auf Höhe der hinteren Achselfalte)
	Einsatz bei: Harmonische Beziehungen, Klarer Kopf, Rückenschmerzen		
38	Transportpunkt des Perikards (Herzhülle)	Blase 14	Zwei Fingerbreit links und rechts der Wirbelsäule, auf Höhe des vierten Brustwirbels (etwa auf Höhe der hinteren Achselfalte)
	Einsatz bei: Harmonische Beziehungen		
39	Transportpunkt des Herzens	Blase 15	Zwei Fingerbreit links und rechts der Wirbelsäule, auf Höhe des fünften Brustwirbels (ca. zwei Fingerbreit unter Blase 14)
	Einsatz bei: Harmonische Beziehungen		
40	Halle der Geisteskraft	Blase 44	Vier Fingerbreit links und rechts der Wirbelsäule, auf Höhe des fünften Brustwirbels (ca. zwei Fingerbreit unter Blase 43)
	Einsatz bei: Aufbauende Vitalität		
41	Pforte der Geistseele	Blase 47	Vier Fingerbreit links und rechts der Wirbelsäule, auf Höhe des neunten Brustwirbels (etwas unterhalb der Schulterblattspitze)
	Einsatz bei: Aufbauende Vitalität		
42	Transportpunkt der Leber	Blase 18	Zwei Fingerbreit links und rechts der Wirbelsäule, auf Höhe des neunten Brustwirbels (etwas unterhalb der Schulterblattspitze)
	Einsatz bei: Aufbauende Vitalität		

43	Gekrümmter Teich	Dickdarm 11	Am äußeren Ende der Ellenbogenfalte auf der Daumenseite
	Einsatz bei: Allergie, Erkältung, Geschwächtes Immunsystem, Hautprobleme, Stabiles Immunsystem, Wechseljahresbeschwerden		
44	Stube des Willens / Zimmer der Potenz	Blase 52	Vier Fingerbreit links und rechts der Wirbelsäule, auf Höhe des dritten Lendenwirbels (in Höhe der Taille)
	Einsatz bei: Befriedigende Sexualität, Sexualstörungen, Tragfähige Stabilität		
45	Transportpunkt der Nieren / Meer der Vitalität	Blase 23	Zwei Fingerbreit links und rechts der Wirbelsäule, auf Höhe des dritten Lendenwirbels (in Höhe der Taille)
	Einsatz bei: Nierenprobleme, Rückenschmerzen, Tragfähige Stabilität		
46	Pforte der Lebensbestimmung	Lenkergefäß 4	Auf der Wirbelsäule, auf Höhe des dritten Lendenwirbels (in Höhe der Taille)
	Einsatz bei: Bauchschmerzen, Befriedigende Sexualität, Tragfähige Stabilität		
47	Transportpunkt des Dickdarms	Blase 25	Zwei Fingerbreit links und rechts der Wirbelsäule, auf Höhe des fünften Lendenwirbels (in Höhe der Beckenkämme)
	Einsatz bei: Bauchschmerzen, Wohltuende Verdauung		
48	Yang-Passtor des Lendenbereichs	Lenkergefäß 3	Auf der Wirbelsäule, auf Höhe des fünften Lendenwirbels (in Höhe der Beckenkämme)
	Einsatz bei: Befriedigende Sexualität, Sexualstörungen		
49	Transportpunkt des Dünndarms	Blase 27	Zwei Fingerbreit links und rechts der Wirbelsäule, etwa vier Fingerbreit unterhalb von Blase 25, in einem Grübchen
	Einsatz bei: Wohltuende Verdauung		

50	Zustimmungspunkt der Harnblase	Blase 28	Drei Fingerbreit vom Ende der Gesäßfalte schräg nach oben (im Winkel von 45 Grad)
	Einsatz bei: Bettnässen, Blasenbeschwerden, Rückenschmerzen		
51	Spalte des Fleisches	Blase 36	Direkt unterhalb der Gesäßbacke, in der Mitte der Falte
	Einsatz bei: Rückenschmerzen		
52	Mitte des Staugewässers	Blase 40	In der Mitte der Kniegelenksfalte
	Einsatz bei: Beinschwere, Rückenschmerzen		
53	Tal des Yin	Niere 10	An der Innenseite der Kniebeugefalte, in der Vertiefung zwischen zwei Sehnen
	Einsatz bei: Nierenprobleme		
54	Säule des Fleisches	Blase 57	In der Mitte am unteren Ende der großen Wadenmuskeln in einer Vertiefung
	Einsatz bei: Menstruationsstörungen		
110	Transportpunkt der Milz	Blase 20	Zwei Fingerbreit links und rechts der Wirbelsäule, auf Höhe des elften Brustwirbels (etwa auf Höhe des Unterbrustmaßes)
	Einsatz bei: Stärkung der Lebensenergie Chi, Harmonisierung der Elemente		

Hände

55	Junges Shang	Lunge 11	Im äußeren Nagelfalzwinkel des Daumens
	Einsatz bei: Halsschmerzen		
56	Vereinte Täler	Dickdarm 4	Bei angelegtem Daumen auf dem Muskelwulst, der sich am Daumengrundgelenk bildet
	Einsatz bei: Bauchschmerzen, Befreite Atmung, Erkältung, Erschöpfung, Hautprobleme, Klarer Kopf, Kopfschmerzen, Stabiles Immunsystem		

57	Äußeres Passtor	Dreifacher Erwärmer 5	Drei Fingerbreit oberhalb der Handgelenksfalte, auf der Oberseite des Unterarms, etwa mittig zwischen Elle und Speiche
	Einsatz bei: Allergie, Geschwächtes Immunsystem, Stabiles Immunsystem, Zahnschmerzen		
58	Mittleres Eiland	Dreifacher Erwärmer 3	Auf dem Handrücken zwischen dem vierten und fünften Finger, in der Vertiefung zwischen den Knochen (etwa zwei Fingerbreit vom äußeren Ende der „Schwimmhaut“ entfernt)
	Einsatz bei: Klarer Kopf, Ohrenschmerzen		
59	Hinterer Wasserlauf	Dünndarm 3	An der Handaußenkante am Übergang zwischen rotem und weißem Fleisch: An dem kleinen Hautwulst, der sich bei leichtem Faustschluss bildet
	Einsatz bei: ADHS, Bauchschmerzen, Rückenschmerzen		
60	Mittlere Straße	Perikard 9	Spitze des Mittelfingers
	Einsatz bei: Blutdruckprobleme		
61	Pforte der Geisteskraft	Herz 7	Am Ende der Handgelenksbeugefalte auf der Kleinfingerseite
	Einsatz bei: ADHS, Angst, Aufbauende Vitalität, Blutdruckprobleme, Entspannter Schlaf, Konzentrationsschwäche, Nervosität		
62	Großer Erdhügel	Perikard 7	In der Mitte der Handgelenksbeugefalte
	Einsatz bei: Blutdruckprobleme, Depressive Verstimmung, Harmonische Beziehungen		
63	Passtor des Inneren	Perikard 6	Drei Fingerbreit oberhalb der Handgelenksfalte, in der Mitte der Innenseite des Unterarms
	Einsatz bei: Angst, Bauchschmerzen, Befreite Atmung		

64	Großer Wasserschlund	Lunge 9	Am Ende der Handgelenksbeugefalte auf der Daumenseite
	Einsatz bei: Befreite Atmung, Blutdruckprobleme		
65	Wolkenbruch	Lunge 7	Zwei Fingerbreit oberhalb des Endes der Handgelenksbeugefalte, auf der Daumenseite in einer kleinen Vertiefung
	Einsatz bei: Befreite Atmung, Depressive Verstimmung, Hautprobleme		

Beine

66	Quelle am Yin-Hügel	Milz 9	Am Ende der Kniegelenksfalte innen, dann zwei Fingerbreit nach vorn
	Einsatz bei: Beinschwere		
67	Kreuzung der drei Yin-Leitbahnen	Milz 6	Vier Fingerbreit direkt oberhalb des Innenknöchels
	Einsatz bei: Bauchschmerzen, Befriedigende Sexualität, Bettnässen, Blasenbeschwerden, Durchfall, Erschöpfung, Fließende Bewegungen, Gallenbeschwerden, Klarer Kopf, Menstruationsstörungen, Rheumatische Beschwerden, Übergewicht, Wohltuende Verdauung		
68	Wiederkehr des Flusses	Niere 7	Drei Fingerbreit oberhalb des Innenknöchels, etwas nach hinten am Vorderrand der Achillessehne
	Einsatz bei: Fließende Bewegungen, Harmonische Beziehungen, Nierenprobleme, Rheumatische Beschwerden		
69	Mächtiger Wasserlauf	Niere 3	In der Mitte zwischen Innenknöchel und Achillessehne
	Einsatz bei: Befriedigende Sexualität, Bettnässen, Blasenbeschwerden, Fließende Bewegungen, Harmonische Beziehungen, Nierenprobleme, Ohrenschmerzen, Rheumatische Beschwerden, Sexualstörungen, Tragfähige Stabilität		

70	Beleuchtetes Meer	Niere 6	Einen Fingerbreit unterhalb des Innenknöchels
	Einsatz bei: Beinschwere, Entspannter Schlaf, Harmonische Beziehungen, Nierenprobleme, Schlafstörungen, Tragfähige Stabilität		
71	Gelber Fürst	Milz 4	An der Fußinnenkante, ungefähr drei Fingerbreit vor dem Innenknöchel (vor einem tastbaren Knochenvorsprung), an der Grenze zwischen rotem und weißem Fleisch
	Einsatz bei: Durchfall, Übergewicht		
72	Das größte Weiße	Milz 3	Am Fußgewölbe einen Daumenbreit hinter dem Fußballen, auf der Seite des großen Zehs (am Übergang zwischen weißem und rotem Fleisch)
	Einsatz bei: Bauchschmerzen, Übergewicht		
73	Quelle am Yang-Hügel	Gallenblase 34	In einer Mulde vor und unterhalb des Wadenbeinköpfchens, seitlich unterhalb des Knies
	Einsatz bei: Beinschwere, Fließende Bewegungen, Gallenbeschwerden, Rheumatische Beschwerden		
74	Aufgehangenes Glöckchen	Gallenblase 39	Vier Fingerbreit direkt oberhalb des Außenknöchels
	Einsatz bei: Fließende Bewegungen		
75	Olympus	Blase 60	In der Mitte zwischen Außenknöchel und Achillessehne
	Einsatz bei: Beinschwere, Fließende Bewegungen, Menstruationsstörungen, Rheumatische Beschwerden		
76	Feld am Hügel	Gallenblase 40	In der großen Vertiefung unmittelbar vor und unter dem äußeren Fußknöchel
	Einsatz bei: Beinschwere		

77	Ursprung der emporziehenden Yang-Leitbahn	Blase 62	Direkt unter dem Außenknöchel
	Einsatz bei: Entspannter Schlaf, Beinschwere, Schlafstörungen, Schwindel		
78	Adler, die sich verdoppeln	Blase 64	Etwa ein Fingerbreit hinter der Mitte des Fußaußenrandes, an der Grenze zwischen weißem und rotem Fleisch, in einer kleinen Mulde in Richtung Zehen
	Einsatz bei: Blasenbeschwerden		
79	Am Rand der Tränen des Fußes	Gallenblase 41	Auf dem Fußrücken zwischen dem vierten und fünften Zeh, in der Vertiefung zwischen den Knochen (etwa drei Fingerbreit vom äußeren Ende der „Schwimmhaut" entfernt)
	Einsatz bei: Fließende Bewegungen, Gallenbeschwerden		
80	Der geschnürte Knochen	Blase 65	Zwischen Energiepunkt Blase 64 und Blase 66
	Einsatz bei: Blasenbeschwerden		
81	Tal der Verbreitung	Blase 66	Vor dem Grundgelenk des kleinen Zehs, an der Fußaußenseite zwischen rotem und weißem Fleisch
	Einsatz bei: Blasenbeschwerden		
82	Das äußerste Yin	Blase 67	Im äußeren Nagelwinkel des kleinen Zehs
	Einsatz bei: Blasenbeschwerden		
83	Mächtige große Straße	Leber 3	Auf dem Fußrücken zwischen dem großen und dem zweiten Zeh, in der Vertiefung zwischen den Knochen (etwa drei Fingerbreit vom äußeren Ende der „Schwimmhaut" entfernt)
	Einsatz bei: Aufbauende Vitalität, Bauchschmerzen, Gallenbeschwerden, Klarer Kopf, Kopfschmerzen, Schwindel, Wohltuende Verdauung		

84	Innerer Hof	Magen 44	In der „Schwimmhaut" zwischen dem zweiten und dritten Zeh
	Einsatz bei: Klarer Kopf		
85	Zwischenraum des Gehens	Leber 2	In der „Schwimmhaut" zwischen dem großen und dem zweiten Zeh
	Einsatz bei: ADHS		
86	Punkt, der das Yin eindringen lässt	Gallenblase 44	Im äußeren Nagelwinkel des vierten Zehs
	Einsatz bei: Bettnässen		
87	Unterdrückte Heiterkeit	Magen 45	Im äußeren Nagelwinkel des zweiten Zehs
	Einsatz bei: Zahnschmerzen		
88	Emporsprudelnde Quelle	Niere 1	Mittig auf der Fußsohle in einer Mulde, die beim Beugen der Zehen entsteht
	Einsatz bei: Beinschwere, Entspannter Schlaf, Menstruationsstörungen, Tragfähige Stabilität		

Kopf

89	Weißes des Yang	Gallenblase 14	Auf der Stirn, ein Daumenbreit oberhalb der Augenbrauenmitte
	Einsatz bei: Gallenbeschwerden		
90	Punkt des Dritten Auges / 6. Chakra	Extrapunkt KH 3	In der Vertiefung zwischen den Augenbrauen
	Einsatz bei: Angst, Blutdruckprobleme, Depressive Verstimmung, Entspannter Schlaf, Kopfschmerzen, Nervosität, Schlafstörungen, Schwindel		
91	Zusammengelegter Bambus	Blase 2	Am inneren Ende der Augenbraue
	Einsatz bei: Allergie, Entspannter Schlaf, Erkältung, Klarer Kopf, Kopfschmerzen, Rückenschmerzen		

92	Empfangen der Wohlgerüche	Dickdarm 20	Am tiefsten Punkt zwischen Nasenflügel und Wange
	Einsatz bei: Allergie, Erkältung		
93	Aufnahme der Flüssigkeit	Konzeptionsgefäß 24	In der Mitte des Unterkiefers in der Vertiefung unterhalb der Lippe
	Einsatz bei: Schwindel		
94	Am Ohr entlang gelegenes Tal	Gallenblase 8	Zwei Fingerbreit oberhalb des höchsten Punktes der Ohrmuschel
	Einsatz bei: Klarer Kopf		
95	Ohrpunkt Allergie	Extrapunkt KH 6	Ohrmuschel seitlich zum Kopf hin falten. Am oberen Knick befindet sich der Allergiepunkt
	Einsatz bei: Allergie		
96	Pforte des Ohres	Dreifacher Erwärmer 21	Oberhalb Energiepunkt 98 (Dünndarm 19), auf Höhe des oberen Endes des Knorpelvorsprunges
	Einsatz bei: Ohrenschmerzen		
97	Ohrpunkt Frustration		Vor dem Ohr, oberhalb des Knorpelvorsprunges, der vor dem Gehörgang liegt, wo die Ohrmuschel oben angewachsen ist
	Einsatz bei: Übergewicht		
98	Palast des Gehörs	Dünndarm 19	Etwa ein halber Fingerbreit vor dem Knorpelvorsprung am Ende des Gehörgangs in einer Mulde
	Einsatz bei: Ohrenschmerzen		
99	Versammlungspunkt für das Gehör	Gallenblase 2	Bei leicht geöffnetem Mund in der Vertiefung vor der unteren Anwachsung des Ohrläppchens
	Einsatz bei: Ohrenschmerzen		

100	Ohrpunkt Antiaggression		Auf dem Ohrläppchen, kurz unterhalb des tiefsten Einschnittes zwischen den beiden Knorpelvorsprüngen
	Einsatz bei: Übergewicht		
101	Ohrpunkt Begierde		Am äußeren Ohrrand, am Übergang zwischen Ohrläppchen und dem knorpeligen Anteil der Ohrmuschel
	Einsatz bei: Übergewicht		
102	Kellerloch der Wange	Dünndarm 18	Am unteren Ende des Wangenknochens, unter dem äußeren Augenwinkel
	Einsatz bei: Zahnschmerzen		
103	Maxilla	Magen 6	Vom Kieferwinkel ausgehend ein Fingerbreit nach vorn und ein Fingerbreit nach oben
	Einsatz bei: Zahnschmerzen		
104	Punkt, der Großes empfängt	Magen 5	In einer Delle am Unterkieferrand; bläst man die Wangen auf, liegt der Punkt da, wo sich die Wange vom Unterkiefer abhebt
	Einsatz bei: Zahnschmerzen		
105	Zusammenkunft aller Leitbahnen	Lenkergefäß 20	Auf der Mitte des Schädeldaches am höchsten Scheitelpunkt, auf dem Mittelpunkt der Verbindungslinie zwischen beiden Ohrspitzen
	Einsatz bei: ADHS, Angst, Depressive Verstimmung, Entspannter Schlaf, Gallenbeschwerden, Klarer Kopf, Konzentrationsschwäche, Nervosität, Schlafstörungen, Tragfähige Stabilität, Wechseljahresbeschwerden		
106	Schutzschild gegen den Wind	Dreifacher Erwärmer 17	In der Mulde hinter den Ohrläppchen
	Einsatz bei: Hautprobleme		

107	Tore des Bewusstseins	Gallenblase 20	Unterhalb der Schädelbasis, auf beiden Seiten in der Vertiefung zwischen den senkrechten Nackenmuskeln
	Einsatz bei: Allergie, Klarer Kopf, Kopfschmerzen, Rückenschmerzen, Schwindel		
108	Versammlungshalle des Windes	Lenkergefäß 16	Auf der Mittellinie des Hinterkopfes, in der großen Vertiefung unterhalb der Schädelbasis
	Einsatz bei: ADHS, Klarer Kopf		
109	Himmlische Säule	Blase 10	Einen Fingerbreit unterhalb der Schädelbasis auf den Muskelsträngen, einen Fingerbreit links und rechts der Wirbelsäule
	Einsatz bei: Angst, Depressive Verstimmung, Halsschmerzen, Klarer Kopf, Kopfschmerzen, Ohrenschmerzen, Rückenschmerzen		

Aus-Schwingung

Wir können davon ausgehen, dass „Ver-Stimmung" und Krankheit immer in Zusammenhang mit einer gestörten Resonanz bzw. Kommunikation stehen. Befinden sich (alle) Zellen in ausgewogener Resonanz, dann sind wir im Fluss und schwingen im harmonischen Muster unseres eigenen Lebens – und nicht in dem der anderen.

Der menschliche Organismus ist ein Wunderwerk, unser Leben selbst ein Mysterium. Wenn wir ehrlich sind, dann erkennen wir, dass wir auch heute mit allen technischen Errungenschaften nur einen Bruchteil dieses Wunders durchschauen, in den Wissenschaften ebenso wie in der Schulmedizin.

Die gute Nachricht lautet jedoch: Wir müssen es überhaupt nicht wissen, vertrauen wir stattdessen lieber auf die nahezu unerschöpflichen Reparaturmechanismen unseres Immunsystems und unsere (angeborenen) Selbstheilungskräfte.

Natürlich wird es auch Fälle geben, in denen es uns nicht (auf Anhieb) gelingt, den Zugang zu unserer Resonanz zu finden. Aber, wie es der Volksmund ausdrückt: „Übung macht den Meister."

Unser Ziel sollte es jedoch immer sein, etwas (Gutes) für uns zu tun, um unserem System dabei zu helfen, dass es wieder reagieren kann, ganz im Sinne von Maria Montessori: „Hilf mir, es selbst zu tun."

Diese Hilfe zur Selbsthilfe möchte Ihnen die Stimmgabeltherapie in diesem Buch anbieten und ans Herz legen.

Dankeschön

Danke sagen wir allen Patienten, Klienten und Seminarteilnehmern, die den Impuls gegeben wie auch den „Nährboden“ für diesen Ratgeber, das inzwischen schon fünfte Praxisbuch zur Phonophorese (alle im Mankau Verlag erschienen, neben einer Audio-CD und einer DVD), gelegt haben.

Danke sagen wir dem Mankau Verlag, der von Anfang an ambitioniert das heilsame Feld der Stimmgabeltherapie konsequent auf- und ausbaut, unter anderem mit einer eigens dafür geschaffenen Website: www.stimmgabeltherapie.de

Danke sagen wir auch allen Lesern unserer Bücher, die uns immer wieder hilfreiches Feedback zu eigenen Erfahrungen mit dieser sanften und wirkungsvollen Heilmethode geben.

Internetplattform zur Phonophorese mit Blog, Tipps und weiteren Informationen:

www.stimmgabeltherapie.de

Zu den Autoren

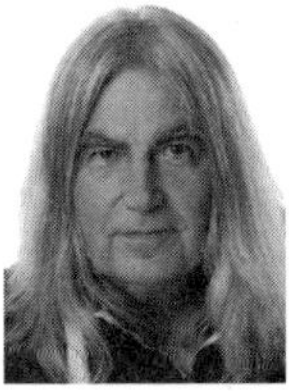

Thomas Künne ist Berater in psychosomatischer Medizin, beratender Astrologe, Astrosoph, Klangdozent und Schwingungstherapeut. Nach abgeschlossenem Studium der Germanistik und Bildenden Kunst, intensiven Ausbildungen in „Archetypischer Medizin“ bei Ruediger Dahlke und dem Studium der Astrologie und Astrosophie veröffentlichte der Autor zahlreiche Bücher und Essays über komplexe Vorgänge der Innen- und Außenwelt. Thomas Künne führt eine eigene Beratungspraxis mit Seminarräumen in Limburg an der Lahn, wo er u. a. die Kunst der Phonophorese lehrt.

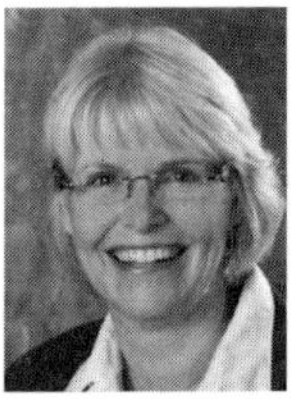

Dr. med. Patricia Nischwitz praktizierte dreißig Jahre als Fachärztin für Allgemeinmedizin in einer großen fachübergreifenden Gemeinschaftspraxis im Rhein-Main-Gebiet. Heute ist sie in Privatpraxis tätig, widmet sich überwiegend der Komplementärmedizin und arbeitet mit Akupunktur, Homöopathie, Kinesiologie und anderen Naturheilverfahren sowie Hypnose und NLP. Sie hat eine Ausbildung in Physioenergetik absolviert und ist Mitglied in diversen Ärztegesellschaften. Beim Colleg Akupunktur und Naturheilverfahren (CAN) ist sie als Dozentin aktiv.

Weitere Veröffentlichungen der Autoren

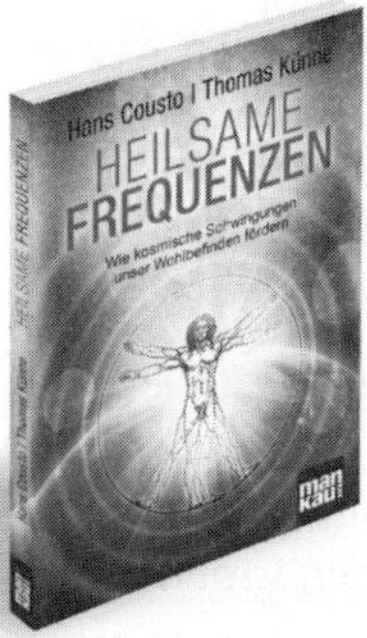

Hans Cousto & Thomas Künne

Heilsame Frequenzen

Wie kosmische Schwingungen unser Wohlbefinden fördern

ISBN 978-3-86374-246-1

Das uralte Wissen um die Sphärenharmonie und die kosmische Oktave manifestiert sich in vielen Ausprägungen unseres Lebens. Thomas Künne und Hans Cousto, der führende Theoretiker der Planetenschwingungen, zeigen, wie das Einschwingen eines jeden Menschen in die Harmonie des Kosmos zum Einklang mit dem großen Ganzen führt.

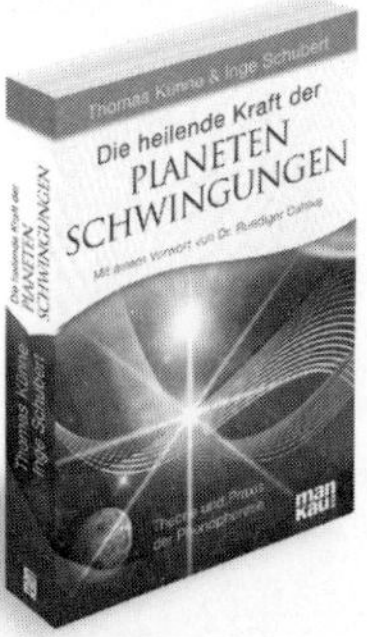

Thomas Künne & Inge Schubert

Die heilende Kraft der Planetenschwingungen

Theorie und Praxis der Phonophorese

Mit einem Vorwort von Dr. Ruediger Dahlke

ISBN 978-3-938396-63-6

In diesem Grundlagenwerk zur Phonophorese finden Sie ein breites Spektrum an Hintergrundwissen und zahlreiche praktische Anwendungsbeispiele.

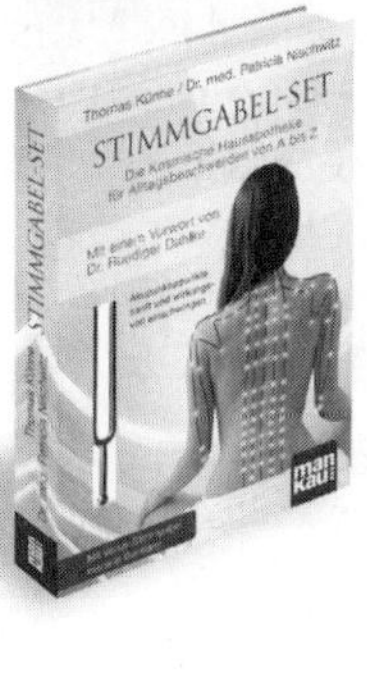

Thomas Künne & Dr. med. Patricia Nischwitz

Stimmgabel-Set

Die Kosmische Hausapotheke für Alltagsbeschwerden von A bis Z

Mit Venus-Einsteiger-Stimmgabel made in Germany

ISBN 978-3-938396-66-7

Den ganzheitlichen Ansatz der Phonophorese (Stimmgabel-Therapie) fügen die Autoren zu einem bahnbrechenden Praxisbuch zusammen: Mit der *Kosmischen Hausapotheke* können Sie sich selbst heilen – jederzeit, überall und ohne Nebenwirkungen.

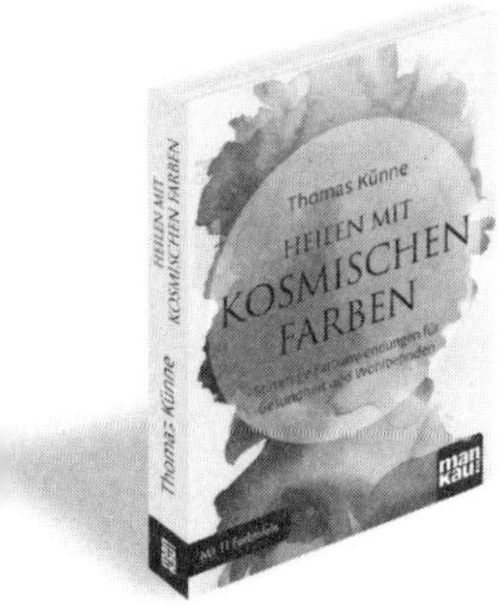

Thomas Künne
Heilen mit kosmischen Farben
Stimmige Farbanwendungen für Gesundheit und Wohlbefinden. Mit 11 Farbtafeln
ISBN 978-3-86374-352-9

Hintergrundinformationen und praktische Tipps helfen dabei, eine „stimmige" Farbgebung für das berufliche wie private Umfeld zu finden. Ob Wohn- und Arbeitsbereich, Kleiderwahl oder Freizeit und Hobby – die richtigen Farben steigern spürbar das Wohlbefinden.

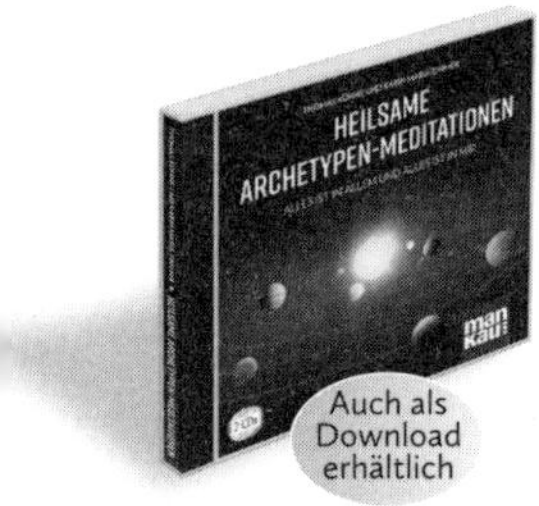

Karin Maria Zimmer & Thomas Künne
Heilsame Archetypen-Meditationen (2 Audio-CDs)
Alles ist in allem und alles ist in mir
ISBN 978-3-86374-553-0

Bringen Sie Licht ins Dunkel, und entdecken Sie Ihre verborgenen Schätze! Stärken Sie die Kraft Ihrer (Eigen-)Liebe mit Venus, wagen Sie einen Neubeginn mit der Unterstützung von Mars, finden Sie Ihr Urvertrauen in Jupiter, und bezaubern Sie mit Ihrem Charisma und neuer Lebensfreude durch das Strahlen der Sonne! Das 24-seitige Booklet enthält Meditationstexte, und Reflexionsfragen zu den Archetypen.

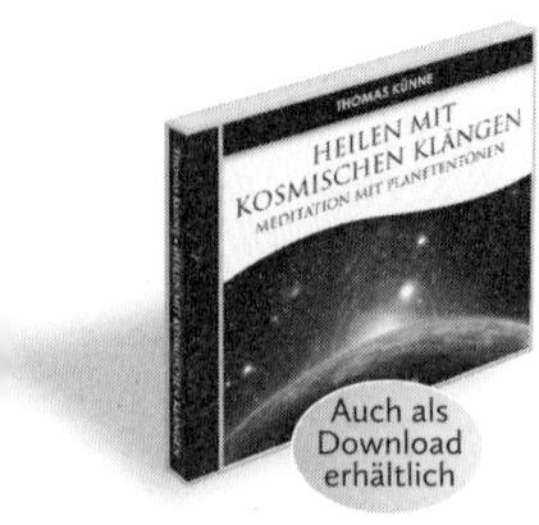

Thomas Künne
Heilen mit Kosmischen Klängen
Meditation mit Planetentönen
Audio-CD
ISBN 978-3-86374-012-2

In der von Thomas Künne geführten Meditation bringen Sie die archetypischen Planetenfrequenzen des Makro-kosmos Universum in Resonanz mit dem Mikrokosmos Ihres Körpers.
Im zweiten Teil der CD werden die reinen Einzelfrequenzen der Planetentöne für eine gezielte Klangtherapie – für den privaten wie auch den therapeutischen Einsatz – zur Verfügung gestellt.

Stichwortregister

S

T

U

V

W

Y

Z